Pavol Macho

Fenda labial e palatina: Influência na família

Pavol Macho

Fenda labial e palatina: Influência na família

O impacto da fenda na qualidade de vida da família antes e depois da cirurgia reconstrutiva

ScienciaScripts

Cover image: www.ingimage.com

This book is a translation from the original published under ISBN 978-3-659-90867-5.

Publisher:
Sciencia Scripts
is a trademark of
Dodo Books Indian Ocean Ltd. and OmniScriptum S.R.L publishing group

120 High Road, East Finchley, London, N2 9ED, United Kingdom
Str. Armeneasca 28/1, office 1, Chisinau MD-2012, Republic of Moldova, Europe
Managing Directors: Ieva Konstantinova, Victoria Ursu
info@omniscriptum.com

Printed at: see last page
ISBN: 978-620-8-08992-4

Índice:

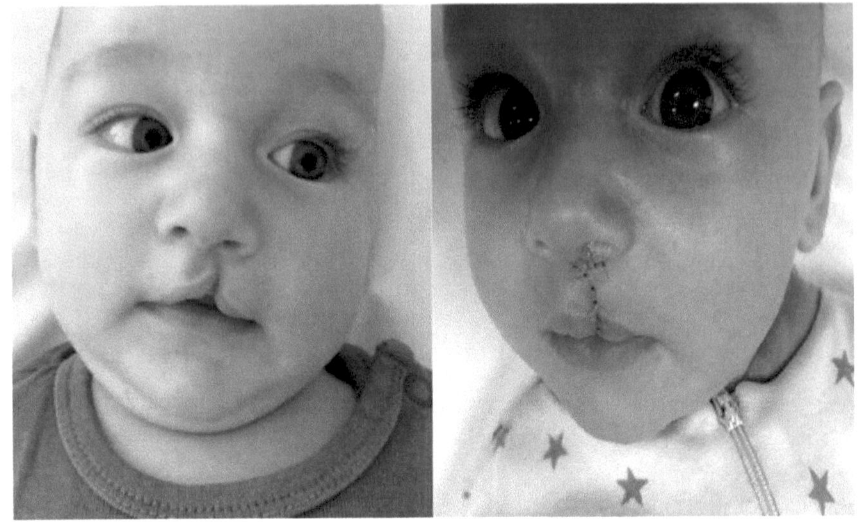

Pavol Macho

Fenda labial e palatina: Influência na família

O impacto da fenda na qualidade de vida da família antes e depois da cirurgia reconstrutiva

Agradecimentos

Um agradecimento especial ao cirurgião-chefe, Professor Associado Josef Fedeles M.D., CSc., líder do Centro de Fendas do Departamento de Cirurgia Plástica, Estética e Reconstrutiva do Hospital Universitário de Bratislava, Eslováquia, a Vlastibor Minarovjech M.D.MHA, cirurgião-chefe do Departamento de Cirurgia Plástica, ao meu colega Martin Bohac M.D., PhD, Doutoramento, FEBOPRAS, à minha querida tutora Gabriela Herenyiova Dr. Doutoramento, do Departamento de Psicologia, Faculdade de Letras, Universidade Comenius, Bratislava e à querida Sra. Lucia Jordan da LAP LAMBERT Academic Publishing por todo o seu talento organizacional e esforços e pelo seu caloroso acesso.

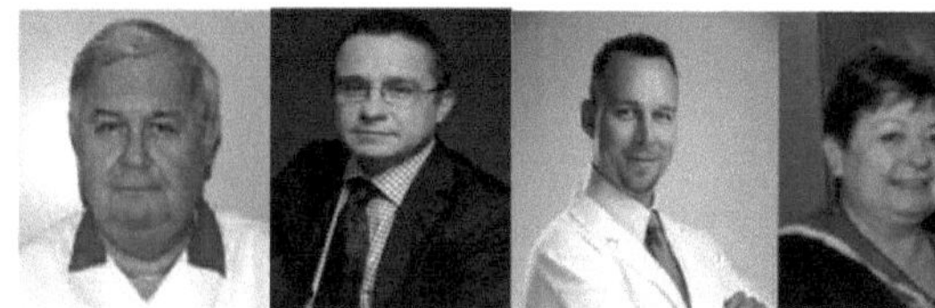 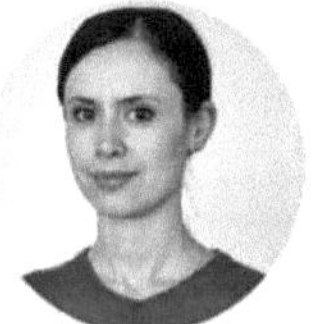

Prof. J. Fedeles M.D. CSc,

V. Minarovjech M.D. MHA,

M. Bohac M.D.PhD,

G. Herenyiova Dr. PhD,

Sra. Lúcia Jardan

Gostaria de agradecer à Editora Académica LAP LAMBERT pelos esforços para alcançar o desenvolvimento da cirurgia da fenda, imprimindo muita literatura especializada sobre fendas e cuidados a ter com os pacientes.

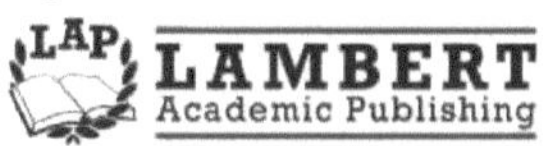

Bratislava, 1st de setembro de 2017

Introdução

Ter um bebé é sempre um grande desafio para os futuros pais.
São apresentados vários sentimentos - expectativas, felicidade, orgulho por ter atingido um marco importante na vida, conclusão do casamento. Além disso, muitos hábitos culturais estão associados à gravidez e ao parto do bebé.

Estes sentimentos transformam-se em desilusão com o facto de ter um bebé com uma aberração congénita tão visível à primeira vista.

Os pais são colocados num novo papel com a necessidade de compreenderem a doença e de se prepararem a si próprios e ao seu filho para as operações, bem como a necessidade de ultrapassarem todos os obstáculos relacionados com esta doença.

Este livro é dedicado aos pais, cuja cooperação com os cirurgiões e outros membros da equipa de fissura é crucial.

Capítulo 1

Fenda. Definição, Prevalência, Aspeto Clínico, Classificação

O que é a fenda? Porque é que acontece? Como é que isso acontece?

A fenda é uma malformação congénita que afecta a face, de etiologia desconhecida.

A fenda pode ocorrer como uma malformação isolada num bebé normalmente desenvolvido ou pode fazer parte de síndromes (síndrome de Down, síndrome de Van der Woude, trissomia do 13th ,18th cromossoma, síndrome de deleção 4p, síndrome EEC, síndrome de Gorlin, síndrome de Coffin-Siris e outros). É por isso que o exame genético é tão importante. Os doentes com fenda como malformação única têm um intelecto normal e são normalmente muito bem sucedidos na vida.

As fendas (fendas orofaciais) dividem-se em fenda labial isolada (FL), fenda labial com ou sem fenda palatina (FL/P), fenda palatina isolada (FP)[1] . Outro grupo de fissuras denominado "fissuras raras" inclui uma categoria específica de fissuras com um tipo complicado de fissuras que fissura mais tecidos, incluindo a parte óssea da órbita.
A prevalência de OFCs nos Estados Unidos é de 16,87/10000 nados-vivos1. Na Eslováquia Ocidental, a incidência é de 1,49/1000 nados-vivos (2001-2007), 1,64/1000 nos anos 1985-2000. Observou-se PC 38,6%, CLP 35,5%, CL 24,1%, outra malformação congénita 1,84%[2] . Isto significa que, na Eslováquia, com uma população de 5 500 000 habitantes e uma taxa de natalidade (natalidade) de 50 a 60 000 recém-nascidos por ano, ocorrem anualmente 40 a 50 novos casos de fenda. As diferenças de valores na incidência desta doença estão relacionadas com vários tipos de avaliação estatística (fendas em todos os nascimentos / apenas em nados-vivos, várias fontes de informação: Hospitais, centros de fissura, registos de nascimento, contagem de fissuras isoladas incluindo/excluindo doentes com síndromes e outros).

Porque é que isso acontece? A etiologia das fissuras é ainda desconhecida.

Apenas 15-20% das fissuras têm predisposição genética. A maioria dos casos surge como uma nova queda clínica. Várias substâncias são consideradas como factores de risco:
Substâncias químicas: retinóides (isotretinoína, ácido 1,*3-cis-retinóico*), anticonvulsivantes, antagonistas do folato (ácido valpróico, carbamazepina, trimetoprim, triamtereno, sulfadiazina), benzodiazepinas, corticosteróides. Doenças maternas e comportamentos de risco (diabetes mellitus e diabetes gestacional, tabagismo, consumo de álcool, obesidade, stress). Infeção durante a gravidez

(sarampo (rubeola), vírus Epstein-Barr, influenza A1, A2, citomegalovírus, toxoplasmose). Factores físicos: radiação.

Carga hereditária na família.
A hereditariedade recessiva ocorre na CL/P, a hereditariedade dominante irregular com penetração diferente para a PC. A hereditariedade é de 40% para a CL/P e de 19% para a PC[3]

O aparecimento de fendas na família:	CL/P	PC
Sem fenda anterior	0,1 %	0,04%
Um primo	0,4	0,09
Um irmão	4,4	2,50
Dois irmãos	9,0	1,00
Um irmão + um parente próximo	4,0	7,00
Um dos pais	3,2	6,80
Um progenitor + um irmão	15,0	14,90
Ambos os pais + um irmão	60,0	60,00

Tab. 1 O risco de recorrência da fenda familiar (3)

Como é que isso acontece?

Para compreender plenamente o que é a fenda e como esta influencia a alimentação, a pronúncia e o crescimento posterior da face, é necessário o conhecimento da formação da face e do palato durante o desenvolvimento intrauterino pós-concecional.
Durante a 4th semana de desenvolvimento intrauterino, na parte superior do embrião, formam-se a proeminência frontonasal (futura cabeça) e cinco pares de arcos faríngeos, que crescem e se diferenciam progressivamente. O primeiro arco faríngeo divide-se em parte maxilar e mandibular (proeminência), fundindo-se finalmente com a proeminência frontonasal para formar a face. Qualquer processo patológico que ocorra neste período, de 4th a 8,5th (algumas fontes referem até 12th) semanas, pode causar fissura.

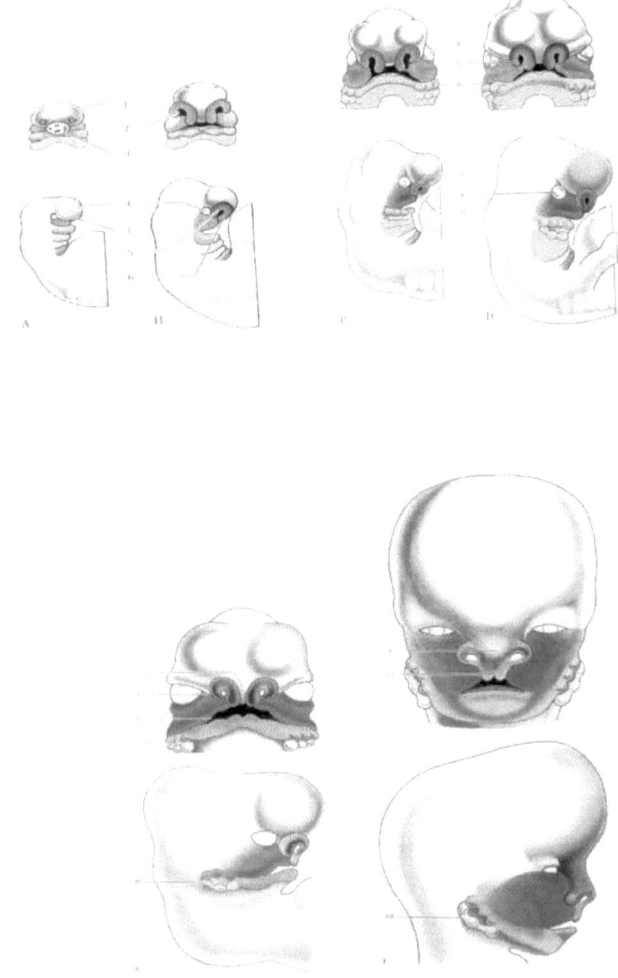

Fig. 1. O desenvolvimento da face no embrião. (4, de acordo com Gray 1980)
A - 4th semana, B - início da 5th semana, C - fim da 5th semana, D - 6th semana, E - 7th semana, F - 8th semana.

A cores estão os centros de crescimento e as suas derivações:
azul: proeminência frontonasal , vermelho: proeminência maxilar, laranja: proeminência mandibular, amarelo: segundo arco faríngeo, verde: 4th arco faríngeo. 1 - placode olfativo, 2 - fossas nasais, 3 - membrana faríngea?, 4 - olho, 5, 6 - proeminência nasal lateral e medial, 7 - área triangularis, 8 - sulco nasolacrimal, 9 - canto primitivo da boca, 10 - orelha (fundamentos da orelha), 11 - filtro.

Fusão de paladares

O palato nasce de dois fundamentos: a proeminência frontonasal e as placas nasais laterais emparelhadas da proeminência maxilar. A proeminência frontonasal forma o palato primário e as proeminências maxilares formam o palato secundário. Estas partes devem fundir-se para formar um palato normal. As influências patológicas podem levar à fenda palatina.

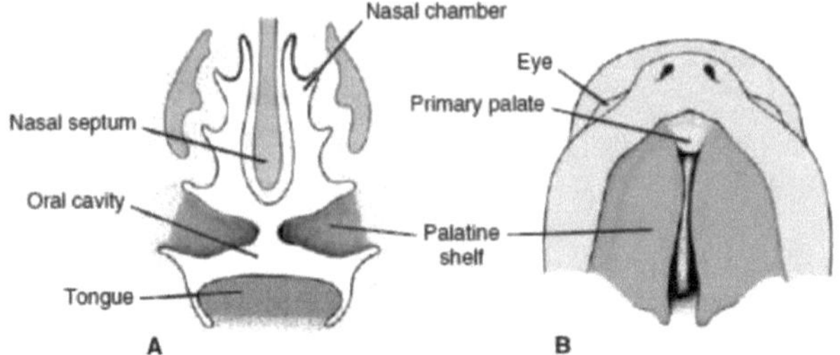

Fig.2 Formação do palato: A - secção frontal, B - vista ventral. Mostrando o desenvolvimento do palato. Embrião de 7,5 semanas. (5)

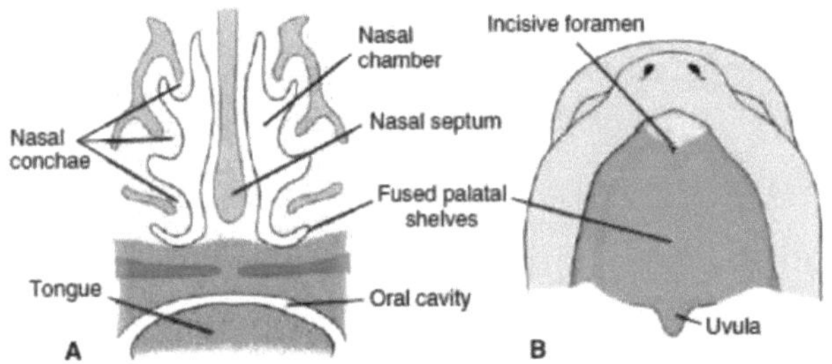

Fig.3 Formação do palato: A- secção frontal, B- vista ventral. Embrião de 10 semanas. O palato está fundido.(5)

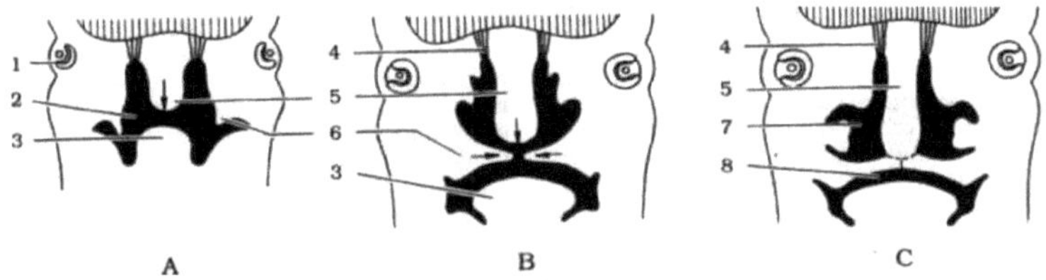

Fig. 4 Fusão do palato em secção transversal, esquema.
1- olho, 2- cavidade bucal, 3- língua, 4- nervo olfativo, 5- septo nasal, 6- placas laterais do palato, 7- cavidade nasal formada, 8- cavidade bucal formada. A - 6th mês, B - 8th mês, C - 10th mês de desenvolvimento. As setas mostram o curso do crescimento e a fusão do palato.(4)

Aspeto clínico

As fendas têm um aspeto variado, desde uma incisão discreta até um tecido totalmente separado.

O palato primário (amarelo na Fig. 2) está fundido desde o forame incisivo até à periferia, o palato secundário está fundido desde o forame incisivo até à úvula. Este mecanismo de fusão explica os tipos de fendas e a sua aparência. Quando o processo de fusão está ausente, ocorre a fenda lábio-palatina (FLP), unilateral ou bilateral (também chamada cheilognatopalatosquise). A distorção apenas na fusão do palato primário leva à fissura labial (FL) ou fissura do lábio com arco dentoalveolar, estendendo-se até o forame incisivo. A interrupção da fusão no palato secundário leva à fenda palatina (FP) que afecta todo o palato "secundário", ou apenas o palato mole. Um estado em que apenas a musculatura é fendida, mantendo a mucosa intacta, é designado por fenda submucosa, frequentemente descoberta mais tarde, aos 3 anos de idade, apresentando problemas de pronúncia e infecções repetidas - otite média.

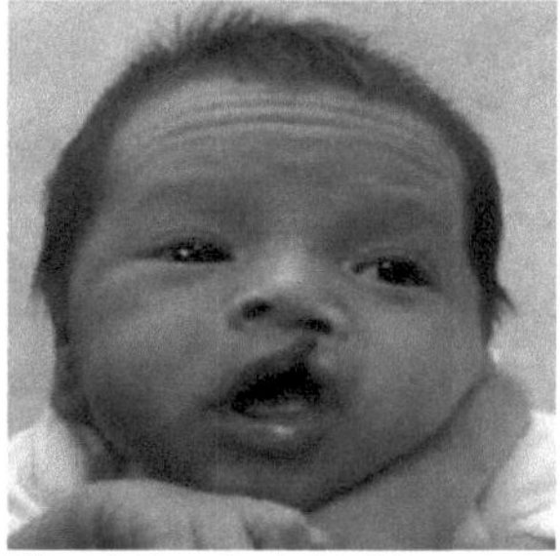

Fig. 5 Fenda labial incompleta unilateral - CL (6)

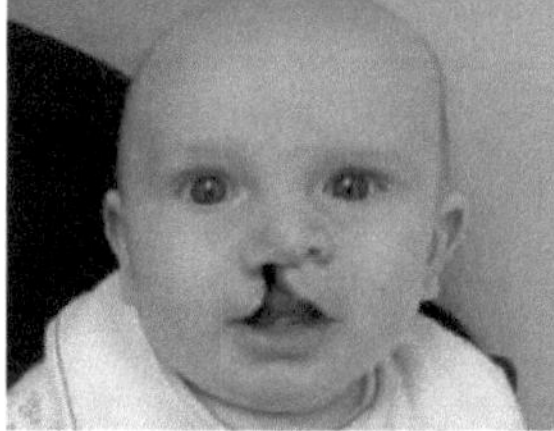

Fig. 6 Fenda labial completa unilateral - CL (6)

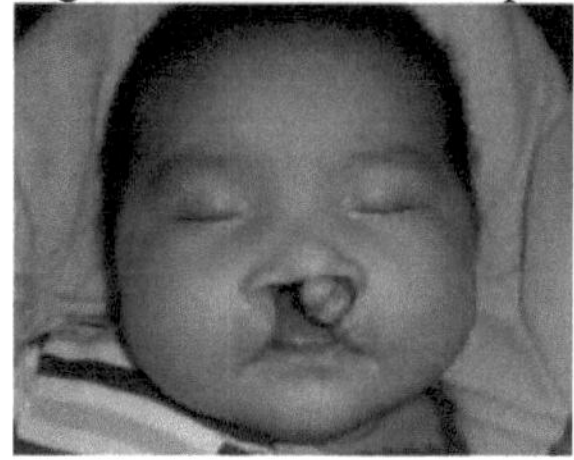

Fig. 7 Fenda labial bilateral - CL (6)

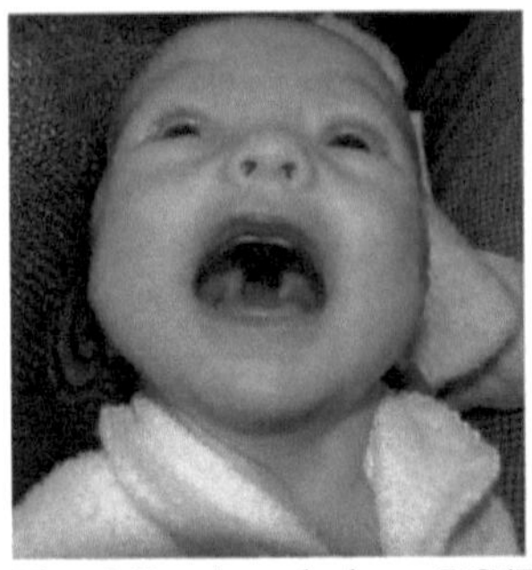

Fig. 8 Fenda palatina - PC(7)

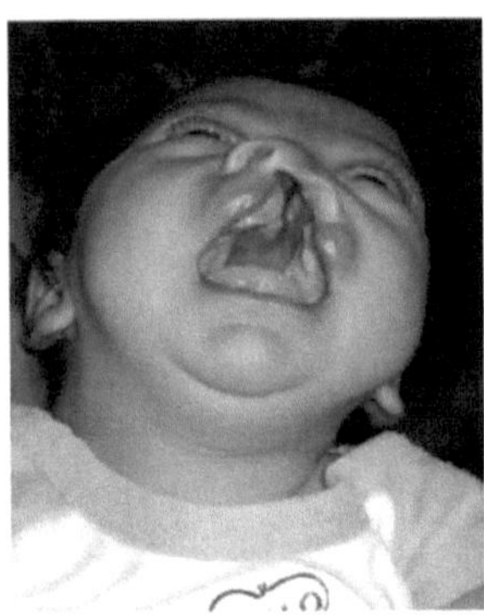

Fig. 9 Fenda completa unilateral do lábio e do palato - CPL (8)

Esta variabilidade de tipos de fendas leva a uma confusão na tendência para uma categorização adequada. Várias classificações foram propostas e são utilizadas atualmente. As mais antigas respeitam apenas a morfologia das fissuras, as mais recentes baseiam-se no aspeto embriológico.

O Y de Kernahan é muito prático para uma orientação rápida entre fendas. No nosso Centro de Fissuras em Bratislava é utilizado um carimbo de borracha para marcar todas as folhas de historial médico.

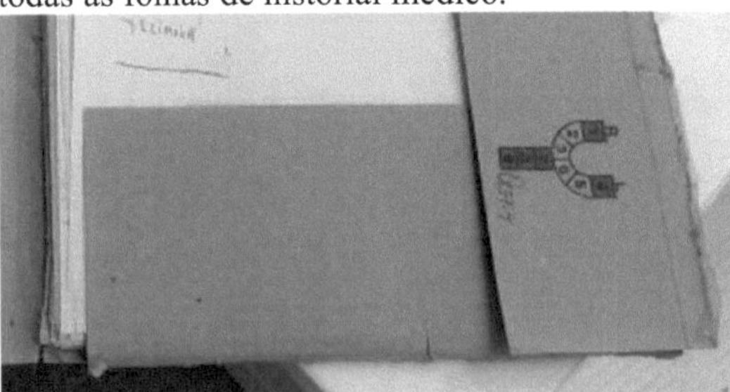

Fig. 10 Marcação de M.H.S.

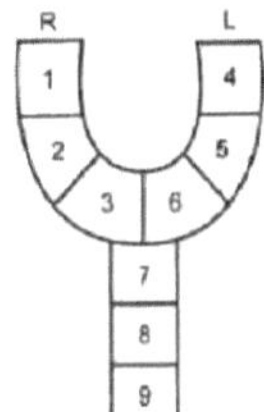

Fig. 11 O diagrama de Kernahan Y

Explicação dos números: 1,4 - fenda labial, 2,5 - fenda afecta o arco dentoalveolar, 3,6 - fenda do palato duro, o círculo representa o forame incisivo, 7,8 - fenda do palato duro, 9 fenda do palato mole. (9)

Para as fissuras raras, é amplamente utilizada a classificação de Tessier.

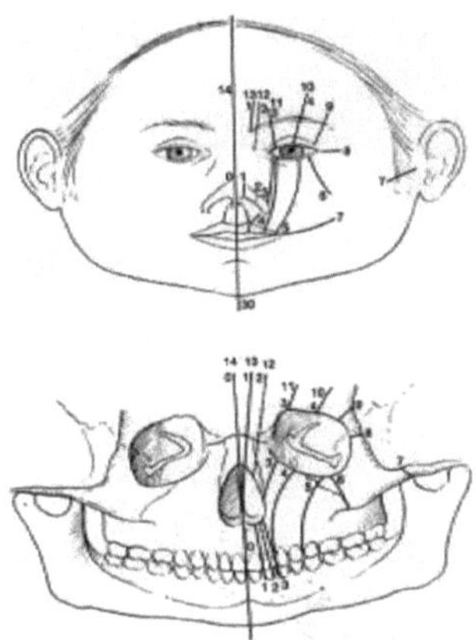

Fig. 12 A classificação de Tessier assinala também as fendas orofaciais (9)

As fissuras estão marcadas do nº 1 ao nº 14. O ponto médio é a órbita. O Nº 7 apresenta uma fenda transversal.

Capítulo 2

Anatomia das fendas e por que razão as fendas causam problemas

A fenda significa várias alterações na anatomia do nariz, das cartilagens nasais, do pavimento nasal, do lábio, das arcadas dentoalveolares e do palato duro e mole. A fenda labial é caracterizada pela divisão do músculo orbicularis oris, o que leva à incapacidade de sugar o leite materno. Se o nariz também for afetado, as cartilagens nasais são hipoplásicas, o septo nasal é desviado, o nariz é alargado e achatado. No caso de fissura labial bilateral, o segmento frontal da maxila está totalmente separado, o que se designa por pré-maxila. Esta parte deve ser recuada. Recentemente, uma manobra ortodôntica chamada moldagem nasoalveolar é utilizada para a retração antes da intervenção cirúrgica. As arcadas dentoalveolares estão colapsadas, não formando um arco. Para um melhor posicionamento destas arcadas, são utilizados com sucesso dispositivos ortodônticos. A fenda no palato significa que as cavidades oral e nasal não estão separadas e que existe uma comunicação ampla. A hipoplasia da maxila está presente e faltam dentes. Além disso, os músculos do palato mole têm de formar uma funda para permitir a elevação do palato mole durante a fala e a deglutição. O crescimento adicional da face traz mais complicações, como se pode ver na figura 14.

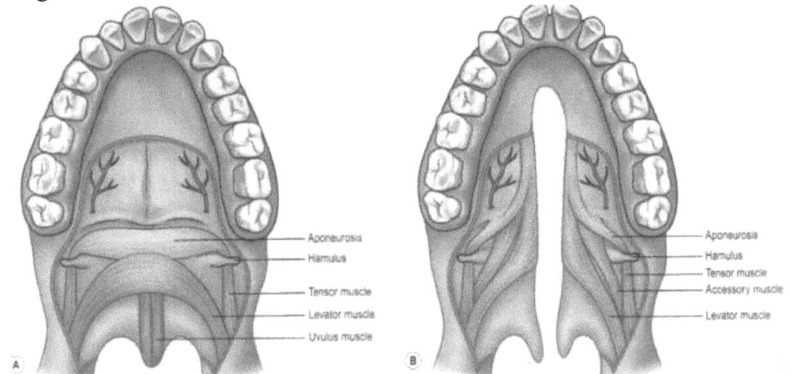

Fig. 13 A anatomia do palato. A - palato normal, B - fenda palatina (9)

Como se pode ver neste esquema (fig. 13), os músculos estão patologicamente ligados às margens da fenda palatina. Os músculos levantador do véu palatino e tensor do véu palatino, em vez de elevarem o palato mole e criarem tensão, estão a afastar os bordos uns dos outros, piorando o estado do palato na fonação.

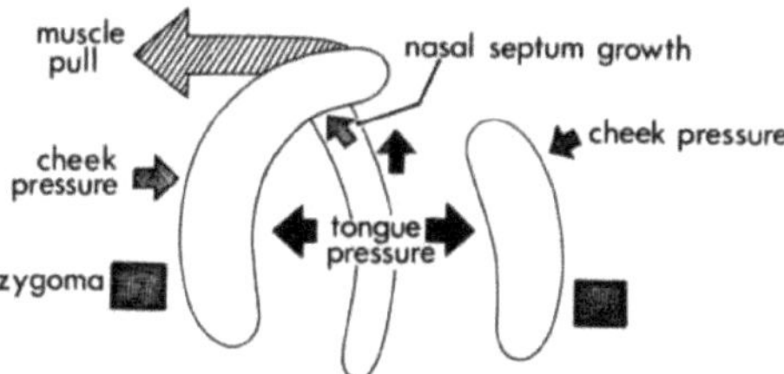

Fig. 14 As forças que causam a deslocação da maxila. A tração do músculo orbicular e o crescimento do septo nasal estão a deslocar a fenda para o lado lateral. A língua está a colocar o palato lateral e anteriormente (10).

Capítulo 3

Impacto na família

Como é que a fissura influencia os pais? O que é diferente do bebé normal?

Tal como referido na introdução, muitos sentimentos positivos transformaram-se numa grande desilusão. Em geral, a quantidade de informação sobre esta doença entre a população é muito baixa (não excluindo o pessoal médico). Até tivemos uma experiência horrível, em que uma enfermeira do departamento de obstetrícia de um pequeno hospital disse à sua faculdade - também enfermeira de outro departamento - para ir ver o "bebé monstro" que tinha nascido um dia antes. E essa faculdade respondeu-lhe: "Eu já o vi. Esse bebé é a minha neta". Esta rapariga foi tratada com muito sucesso no nosso serviço e hoje em dia quase não se reconhece uma pequena cicatriz no rosto após a queiloplastia.

Os pais têm de aceitar a realidade e deixar de se culpar. As técnicas operatórias e outras técnicas terapêuticas são tão boas que as crianças não têm problemas de adaptação à sociedade, são bem sucedidas na escola, no trabalho e na constituição de família.

Atualmente, os cuidados com a fenda estão concentrados nos centros de tratamento de fendas, o que apresenta várias vantagens para os pais e para os seus filhos - os doentes. Após o nascimento de um bebé com fenda, o centro de fendas é contactado e é marcada uma consulta. O doente é examinado por uma equipa de médicos: pediatra, cirurgião plástico, geneticista, ortodontista, terapeuta da fala, ORL/foniatra, enfermeiras de alimentação - consultores de lactação. É estabelecido um aspeto geral e é elaborado um plano de terapia. Os pais recebem informações básicas sobre todas as intervenções não cirúrgicas e cirúrgicas planeadas. As suas perguntas são respondidas. Os prospectos com explicações são muito úteis. Apenas pais com uma formação adequada podem alcançar uma adesão satisfatória. As associações de médicos e doentes (como a SAPRO - Slovak Association for Clefts disponível em www.rozstepy.sk, nos EUA http://www.cleftline.org/) ajudam os pais a adaptarem-se a este período difícil da sua vida. Também o contacto com outros pais com problemas semelhantes permite aliviar a tensão (o sentimento de que "não sou a única pessoa com estes problemas", que cria a camaradagem entre os pais). Graças ao diagnóstico pré-natal através do exame de ultra-sons, os futuros pais visitam o centro de fissuras antes do parto e estão assim mais preparados.

O bebé com fissura labiopalatina requer cuidados especiais com alguns tópicos que influenciam mais os pais.

I) Alimentação

Uma das coisas mais importantes é aprender a alimentar-se. O leite materno é o alimento mais natural para o recém-nascido. Exceto em casos raros, o bebé com fenda não pode obter todo o leite de que necessita através da amamentação, porque a fenda produz uma saída de ar que impede a sucção. São utilizados biberões especiais (para mais informações sobre a amamentação, ver: Feeding in Cleft Lip and Palate Infants, LAP LAMBERT Academic Publishing).

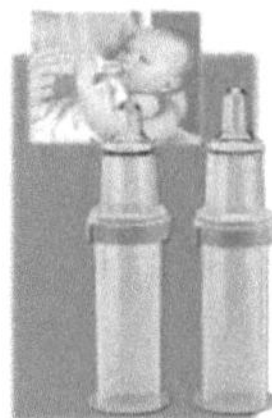

Fig. 15 Biberão especial de Haberman para alimentar recém-nascidos com fenda (13)

Orientações simples para a alimentação (reescrito de http://www.cleftline.org/)[14] :

1. Colocar o bebé numa posição vertical e sentada para evitar o refluxo do leite materno/fórmula para o nariz.
2. Observar o padrão de sucção e deglutição. Os bebés desenvolvem o seu próprio ritmo de sucção, deglutição e repouso.
3. Mantenha o biberão inclinado de modo a que a tetina esteja sempre cheia de leite e apontada para baixo, para longe da fenda. O bebé deslocará a tetina para a posição mais confortável.
4. Quando o bebé se alimenta, pode sair do nariz uma pequena quantidade de leite materno/fórmula. Esta regurgitação é comum. Para o evitar, segurar o bebé numa posição mais direita.
5. Os bebés precisam de arrotar com mais frequência, porque engolem mais ar durante a alimentação.

II) Preparação para a operação, operação propriamente dita, cuidados pós-operatórios

O próximo pedido especial é a preparação para a correção da fenda. Alguns pacientes necessitam de moldagem nasoalveolar com preparo ortodôntico da posição da maxila e, em seguida, cirurgia de lábio e palato. Isto implica a necessidade de visitas repetidas aos hospitais, o que aumenta os custos para a família (os centros de fissura são ambulâncias especializadas, muitas vezes localizadas apenas na capital e em algumas cidades maiores do país). Na Eslováquia, todos os custos das operações e das visitas frequentes são cobertos pelo seguro de saúde.
Os pacientes são submetidos a anestesia geral, muitas vezes repetidamente. Para permitir a operação, o bebé deve estar saudável e em boas condições. Os pais devem cuidar dos ouvidos para evitar a otite média - infeção do ouvido médio (a fenda provoca uma função inadequada do músculo palatino, a trompa de Eustáquio não abre eficazmente).

Após a operação de fecho do palato (palatoplastia), são utilizados aparelhos ortodônticos especiais. Este facto aumenta a procura de melhores cuidados dentários (ver mais: Prevalence of dental caries among cleft lip and palate children, LAP LAMBERT Academic Publishing).

III) Discurso

Os primeiros dois anos são os mais críticos para o desenvolvimento da fala. O palato com anexos patológicos do músculo palatino e a hipoplasia muscular causam problemas na fonação. Para um desenvolvimento adequado da linguagem, a terapia da fala após a palatoplastia é essencial. É importante evitar uma produção vocal patológica.

Perturbações da fala frequentemente associadas :
Hipernasalidade (ressonância nasal acentuada) causada pela fuga de ar da boca para a cavidade nasal. Hiponasalidade (redução da ressonância nasal normal) devido à obstrução das vias nasais.
Substituição nasal (articuladores colocados corretamente para uma consoante oral pretendida, o som é produzido como consoante oral devido a um encerramento velofaríngeo incompleto).
Articulação compensatória (articuladores colocados de forma inadequada para permitir a criação das caraterísticas plosivas ou fricativas dos sons que substituem). Por exemplo: paragens glóticas, paragens faríngeas. Distorção sibilante (colocação inadequada da língua na fala).
Sintomas laríngeos/voz (uma variedade de perturbações da fonação: rouquidão, baixo volume de fala, qualidade de voz tensa ou estrangulada, alternâncias de tom invulgares)[9] .

Avaliação destas influências

No entanto, o impacto na família é indiscutível.
Apenas alguns esforços foram feitos para avaliar objetivamente a influência na qualidade de vida dos pais. Pode ser utilizado um questionário padronizado. No Cleft Centre de Bratislava, utilizámos uma modificação da The Impact on Family Scale proposta por Ruth E. K. Stein[11] .

Questão	Concordo totalmente	Concordo	Não concordo	Fortemente Não concordo
Pontos por cada resposta	4	3	2	1
1. Necessidade de um rendimento suplementar para cobrir as despesas médicas				

2. A doença está a causar problemas financeiros à família				
3. Perda de tempo de trabalho devido a consultas hospitalares				
4. Estou a reduzir as horas de trabalho para cuidar do meu filho				
5. A nossa família desiste de coisas por causa da doença do meu filho				
6. As pessoas do bairro tratam-nos de forma especial por causa da doença do meu filho				
7. Vemos menos a família e os amigos por causa da doença				
8. Não me sobra muito tempo para os outros membros da família depois de cuidar do meu filho				
9. Temos pouca vontade de sair por causa da doença do meu filho				
10. Devido à doença, não podemos deslocar-nos para fora da cidade				
11. Por vezes, temos de alterar os planos de saída à última hora devido ao estado do meu filho				
12. Por vezes, pergunto-me se o meu filho deve ser tratado de forma "especial" ou da mesma forma que uma criança normal				
13. Penso em não ter mais filhos por causa da doença				
14. Ninguém compreende o fardo que carrego				
15. As deslocações ao hospital são um esforço para mim				

16. Por vezes, sinto-me como se vivêssemos numa montanha russa: em crise quando o meu filho está gravemente doente, bem quando as coisas estão estáveis				
17. É difícil encontrar uma pessoa de confiança para tomar conta do meu filho				
18. Vivo de um dia para o outro e não planeio o futuro				
19. A fadiga é um problema para mim devido à doença do meu filho				
20. Aprender a gerir a doença do meu filho fez-me sentir melhor comigo próprio				
21. Graças ao que partilhámos, somos uma família mais unida				
22. O meu parceiro e eu discutimos juntos os problemas do meu filho				
23. Tentamos tratar o meu filho como se fosse uma criança normal				
24. Os meus familiares têm sido compreensivos e prestáveis com o meu filho				

Tab. 2 Questionário padronizado de avaliação do impacto na qualidade de vida da família (11)

Este questionário contém 24 perguntas com uma de quatro respostas possíveis em pontos (4 pontos significa impacto elevado, 1 ponto significa impacto reduzido). São analisadas quatro dimensões:

- financeira (alterações na situação económica da família) - perguntas 1 a 4
- social (a qualidade e a quantidade de interação com outras pessoas fora da família) - perguntas 5 a 13
- tensão (sobrecarga subjectiva sentida pelo prestador de cuidados primário) - perguntas 14 a 19
- familiar (qualidade da interação no seio da unidade familiar) - perguntas 20 a 24

A modificação eslovaca envolveu 27 perguntas que avaliaram o impacto nos pais (ou prestadores de cuidados) das crianças doentes num estudo prospetivo de 5 anos. Ao contrário de estudos anteriores, a avaliação foi efectuada duas vezes no mesmo grupo de famílias (antes da cirurgia reconstrutiva, aos 2 meses de vida da criança, e depois da cirurgia reconstrutiva, ao um ano de vida da criança) com comparação recíproca.

Foram incluídos doentes com fenda (FL) ou com fenda labial e palatina (FLP) tratados no Cleft Centre da Clínica de Cirurgia Plástica, Estética e Reconstrutiva do Hospital Universitário de Bratislava.
40 famílias foram divididas em 2 grupos. O primeiro grupo incluía 20 famílias com crianças com fenda labial (FL), o segundo grupo incluía igualmente 20 famílias com crianças com fenda labial e palatina (FLP). A operação do lábio foi realizada no 3rd mês de vida do paciente. A palatoplastia foi efectuada no segundo grupo, consequentemente, entre os 6th e os 9th meses de vida do doente.

A comparação revelou um maior impacto na família no grupo CLP.
A diminuição significativa da média do total de pontos (11,5%) ($p<0,05$) foi observada nas famílias de crianças com FL após a cirurgia reconstrutiva com a idade de um ano (tab. 3). No entanto, não se registaram alterações significativas no impacto na vida familiar no grupo de crianças com FLP após a operação[12] .

Grupo	CL 2 meses	CL 1 ano	CLP 2 meses	CLP 1 ano
Número de valores	20	20	20	20
MÉDIA±SE	56.9*2.0 3	50.ftt2.83 *	64.ftt2.81 i	62.0±3.06i
Mediana	55.5	470	62.0	60 5
25% percentil	48.0	44.0	57.0	48.0
75% percentil	64.8	538	70.0	72.0

CL - famílias com crianças com fenda labial, CLP - famílias com crianças com fenda labial e palatina 2 meses, 1 ano - a idade das crianças aquando da recolha do questionário Significado estatístico das diferenças: *CL 2 meses: CL 1 ano p < 0,05, J Grupo CL: Grupo FLP p < 0,05

Tab. 3 Valores médios do total de pontos e medianas do questionário The Impact on family life scale (12)

A pontuação média do impacto na vida familiar nas dimensões económica e social do questionário foi mais baixa em comparação com a dimensão familiar e de tensão, tanto na LC (fig. 16) como na FLP (fig. 17) aos 2 meses como ao 1 ano de idade da criança.

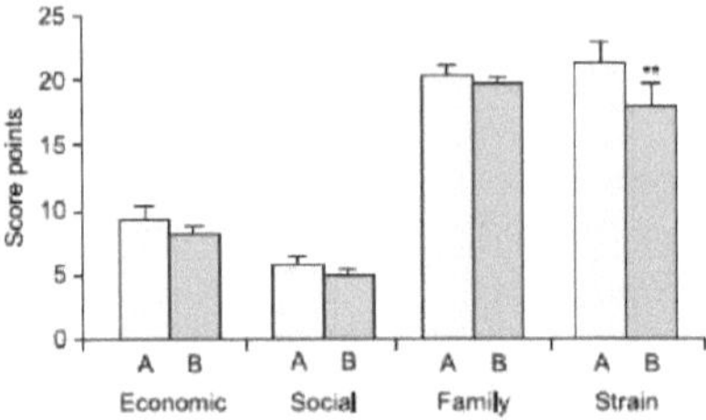

Fig. 16 A pontuação média dos pontos do questionário da escala de impacto na vida familiar nas dimensões económica, social, familiar e de tensão em famílias com crianças com fenda labial (FL). A - 2 meses, B - 1 ano de idade de crianças com fenda orofacial (12)

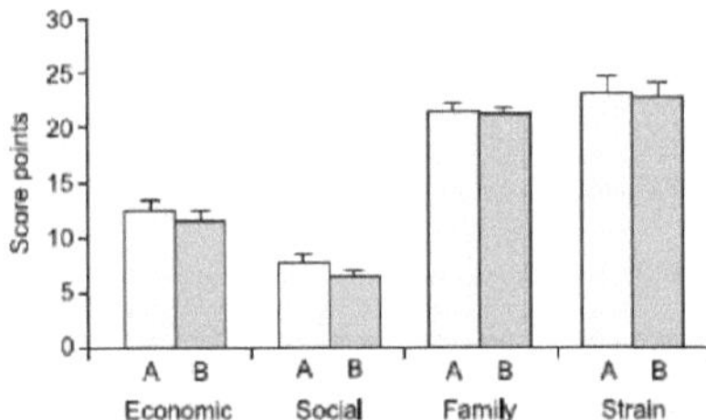

Fig. 17 A pontuação média dos pontos do questionário The impact on the family life scale nas dimensões económica, social, familiar e de tensão em famílias com crianças com fissura labiopalatina (FLP). A - 2 meses, B - 1 ano de idade de crianças com fenda orofacial (12)

Observou-se uma diminuição significativa da média de pontos na dimensão de tensão (sentimentos de ansiedade) da qualidade de vida nas famílias com crianças com LC após a operação (fig. 16. 15,9% de diminuição, p <0001). A pontuação nas outras dimensões (económica, social, familiar) diminuiu apenas ligeiramente. No grupo das FLP não se registaram diferenças significativas nos valores (fig. 17).

A repetição do exame por duas vezes (antes e depois da cirurgia reconstrutiva) permite avaliar os efeitos das operações corretivas. Contrariamente às expectativas, os resultados revelaram um baixo impacto na interação social e na carga económica das famílias com crianças com fendas orofaciais, mas uma influência muito elevada na interação familiar e na tensão. O impacto económico foi representado pelo aumento dos custos das visitas frequentes para exames ambulatórios (necessidade de correção operatória aos três meses e controlos subsequentes), a paragem no trabalho devido aos cuidados com a criança, causando problemas financeiros à família. As interações sociais entre os pais e as outras pessoas não foram perturbadas. As dimensões mais afectadas pela doença da criança foram as interações no seio da família (representadas pelo sentimento de estreitamento das relações na família, a necessidade de comunicação com o parceiro, o sentimento de não ter tempo suficiente para os outros membros da família, o esforço para tratar a criança como uma criança saudável). A pontuação do impacto nesta dimensão familiar não foi influenciada pela cirurgia reconstrutiva das fissuras após um curto período de tempo após a operação. A tensão (sentimento subjetivo de fardo, cansaço por carregar a criança, preocupação com o que acontecerá à criança no futuro, interferência com os familiares) é uma dimensão também com grande influência na qualidade de vida dos pais. Muitas vezes, a tensão é representada pelo sentimento de não ser compreendido pelas outras pessoas, por preocupações com o futuro, pelo sentimento de instabilidade na vida em situações de crise, quando a criança está doente, e pela despreocupação quando tudo corre bem. Verificou-se uma melhoria significativa deste impacto após um ano no grupo de CL.

Os resultados mostraram que a prestação de cuidados médicos adequados no Centro de Fendas, com apoio psicológico especial, conduz à melhoria da qualidade de vida das famílias com crianças com fendas labiais e palatinas.

Capítulo 4

Terapia - cuidados com a fenda

Como tratar as fissuras?

Para compreender plenamente todas as influências sobre a família, todos os procedimentos terapêuticos devem ser explicados e compreendidos. Os pais devem ser informados sobre os objectivos do procedimento concreto.

Os centros de fissuras oferecem a melhor forma de organizar os cuidados completos (para mais informações, ver: Multidisciplinary approach to management of Cleft Lip and Palate, LAP LAMBERT Academic Publishing, Multidisciplinary Team Approach to Cleft Lip and Palate, LAP LAMBERT Academic Publishing).

Os membros do Cleft Center em Bratislava são:
Cirurgiões plásticos

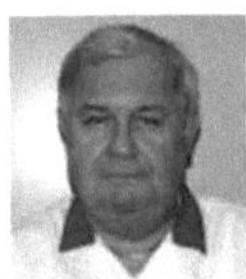

Assistir. Prof. Jozef Fedeles CSc. Diretor do Departamento de Cirurgia Plástica (15)

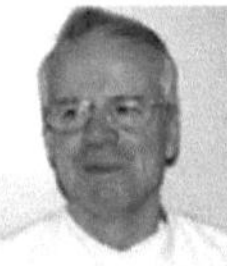

Jülis Hajek MD, cirurgião de fendas (15)

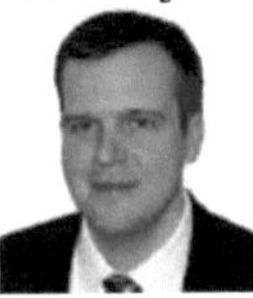

Jozef Fedeles Jr. MD, PhD. cirurgião de fendas (15)

Pediatras

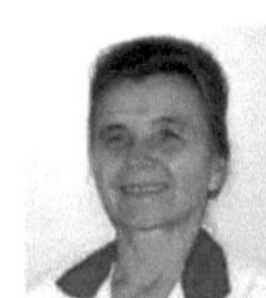

Dagmar Fekiacova MD, pediatra de fendas (15)

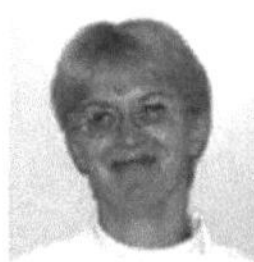

Eva Dzurillova MD, pediatra (15)

Terapeuta da fala

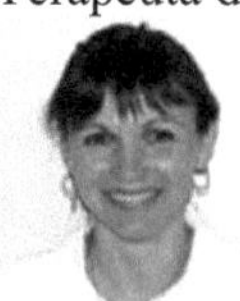

Slavka Zacharova Dr (15

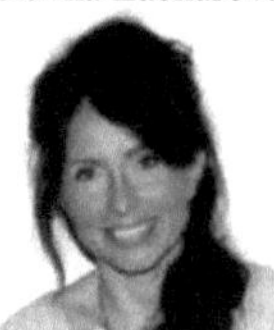

Zuzana Oravkinova Dr. PhD (15)

Ortodontistas

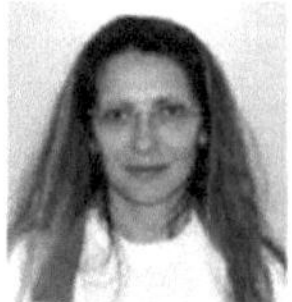

Daniela Kroupova MD (15)

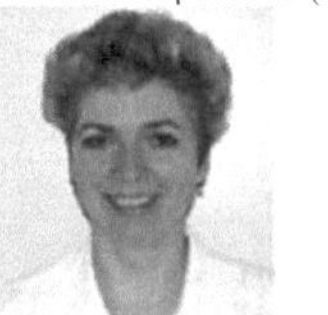

Irena Klimova MD (15)

ORL/foniatra

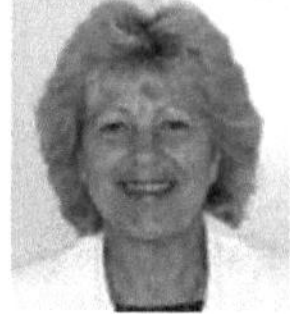

Erika Kratka MD (15)

Fig. 18 - Membros do Centro de Fendas de Bratislava (15)

Esta equipa, juntamente com os enfermeiros, examina os doentes e elabora em conjunto um plano de cuidados.

A cooperação é muito importante, porque alguns tipos de operações são indicados por razões específicas. Por exemplo, enxerto ósseo no maxilar para estabilização da

arcada dentoalveolar (indicado pelo ortodontista). Ou retalho faríngeo para melhorar a fala (requerido pelo terapeuta da fala). Alguns procedimentos têm mesmo efeitos opostos e, por isso, exigem um compromisso.
Reunir-se com o especialista num único local é muito confortável para os doentes e para as famílias, uma vez que estes se poupam a deslocações de um local para outro. As instruções são dadas aos pediatras e terapeutas da fala do doente que se encontram perto da sua casa.

O quadro n.º 4 apresenta o planeamento dos procedimentos:

Idade do doente	Procedimento terapêutico
0-3 meses	Moldagem nasoalveolar
3-6 meses	Operação primária de fenda do lábio e do nariz
9 meses	Operação primária de fenda palatina
2,5 anos	Correção da deformidade do nariz mole
4 anos	Correção do palato mole
6 anos	Retalho faríngeo
8 anos	Enxerto ósseo dentoalveolar
14 anos	Osteotomia nasal

Tab. 4 Protocolo terapêutico no Cleft Center de Bratislava (2)

O tratamento começa logo no início da vida da criança. Desde o nascimento até ao terceiro mês começa a moldagem nasoalveolar. Após esta preparação, a queiloplastia (encerramento do lábio) é efectuada por volta do terceiro mês de vida do paciente. A operação de encerramento do palato (palatoplastia) é planeada do sexto ao nono mês de vida da criança. O doente é depois controlado em regime de ambulatório com observações regulares. Se indicado, é efectuada outra operação ou tratamento.

História e terapia atual

Traçar a história da terapia da fissura é importante para compreender os pensamentos e princípios que levaram aos procedimentos actuais na correção da fissura. O desenvolvimento não foi linear, muitas operações propostas mostraram-se inadequadas para um resultado satisfatório a longo prazo em ambos os aspectos: estético e funcional. A função do lábio e do palato na fala é de maior importância.

Moldagem nasoalveolar (NAM)

A NAM é um procedimento ortodôntico que utiliza um dispositivo especial com o objetivo de corrigir o arco alveolar (dentário) juntamente com a correção do lábio e do nariz e a aproximação das margens do lábio e o alongamento da columela. A gravidade da fenda é reduzida antes da cirurgia. Este procedimento melhora o resultado estético e funcional. (Para mais informações, ver: Nasoalveolar Moulding ic Cleft lip and Palate, LAP LAMBWERT Academic Publishing)

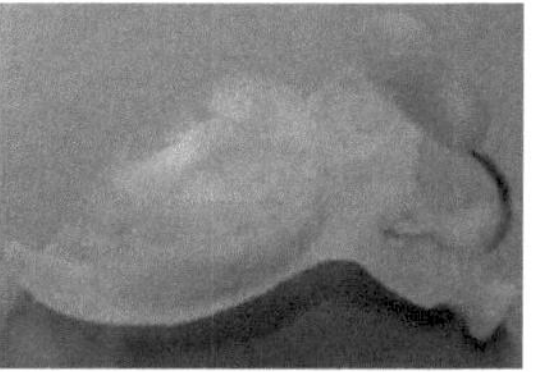

Fig. 19 Aparelho utilizado para a NAM (9)

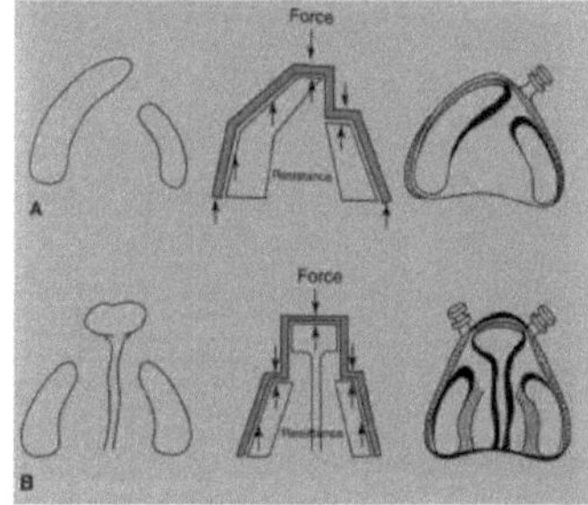

Fig. 20. Forças de moldagem para correção da fenda. A - fenda unilateral do lábio e do palato, B - fenda bilateral do lábio e do palato (9)

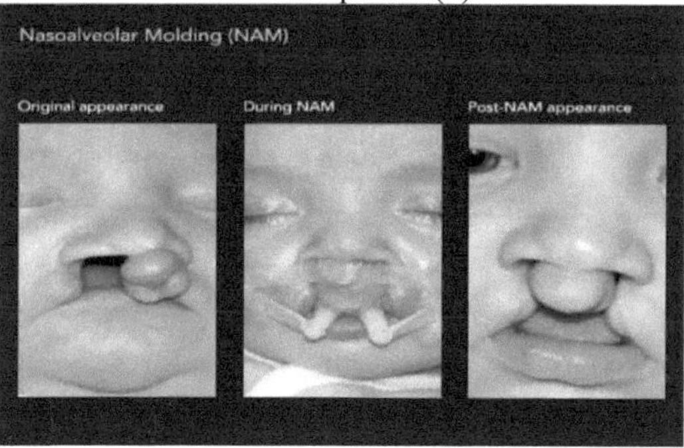

Fig. 21 Moldagem nasoalveolar (16)

Fecho dos lábios

O fecho labial superou o desenvolvimento do fecho primário, do triângulo de tecido correspondente ao conceito de rotação e avanço proposto por Millard. As primeiras tentativas documentadas na literatura, acompanhadas de pinturas, são de Jehman Yperman (1295 - 1351) e Ambroise Paré (França, 1510 - 1590). A fenda labial era suturada com agulha de prata e envolvida com uma figura de oito. A reparação em linha reta levou a contratura pós-operatória e o lábio elevado resultou numa deformidade em "assobio".

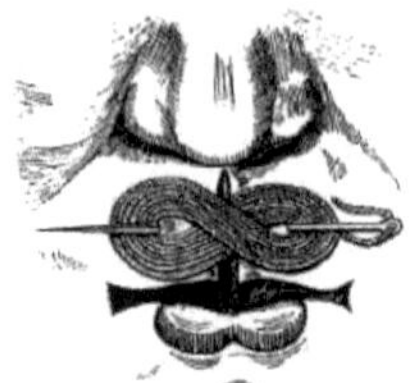

Fig.22 Reparação da fenda labial na Idade Média. (17)

Para evitar a cicatriz inestética, foram feitas tentativas para aumentar o comprimento vertical. A operação de alongamento dos lábios com incisão em V invertido foi proposta por Nelaton (1859), William Rose e James E. Thompson. Os retalhos locais foram utilizados por Joseph Malgaigne (1843), mais tarde aperfeiçoados por Mirault, Blair e Brown.

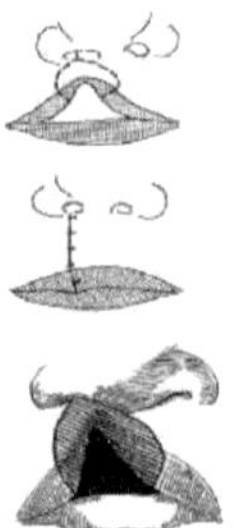

Fig. 23 Operação de alongamento dos lábios (17)

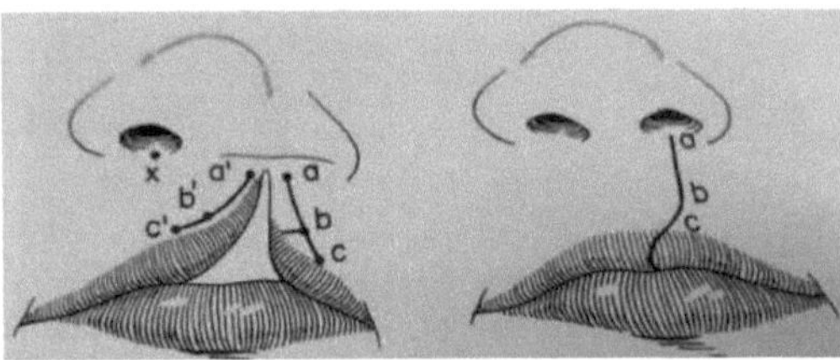

Fig. 24 Funcionamento Blair - Brown - Mirault (9)

Um marco na reparação do lábio foi a "linha reta sofisticada" de Victor's Veau (17), concebida para alongar os bordos da fenda com um sofisticado emparelhamento de peças de tecido (combinando-as como um puzzle). Seguiram-se os retalhos triangulares (técnica de Randal e Tennison).

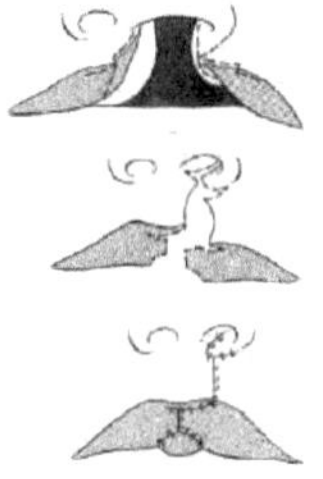

Fig. 25 Reparação dos lábios segundo Victor Veau (17)

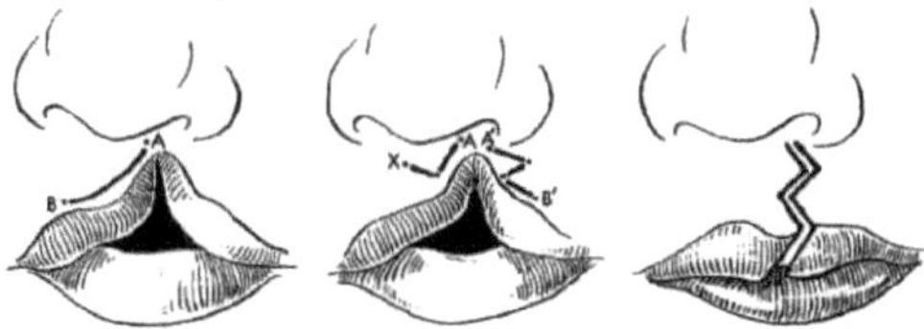

Fig. 26 Técnica de Tennison (17)

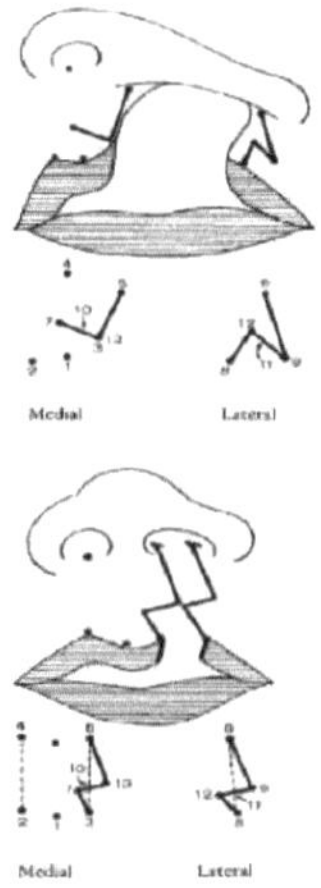

Fig. 27 Técnica de Randall (17)

A operação de Le Mesurier propôs o retalho quadrilateral para a reconstrução da fenda labial.

Para fendas completas

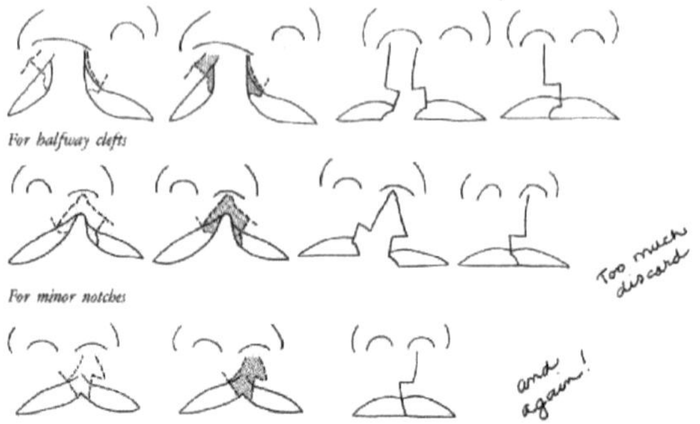

Fig. 28 Técnicas de Le Mesurier, com comentários de Millard (17)

D. A técnica de Ralph Millard (conceito de rotação - avanço) apresentada em 1955 em Estocolmo, inventada na Coreia em 1953, destaca a parte medial do lábio leporino e roda-a para baixo para uma posição mais adequada, a parte lateral é avançada para o espaço criado pela rotação. Esta operação ultrapassou muitas das desvantagens anteriores (preservação do arco de Cupido, da covinha filtral, obtenção da simetria da ponta nasal, camuflagem de cicatrizes, poupança de tecido). Atualmente é a operação mais utilizada no Cleft Center de Bratislava.

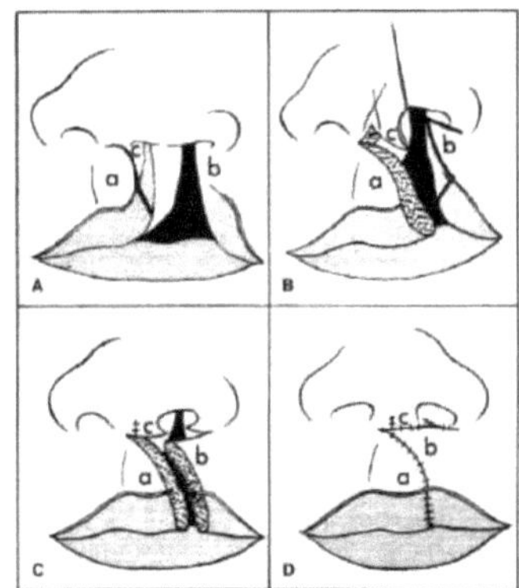

Fig. 29 A reparação original do lábio em rotação e avanço. A,B,C,D - mostra a sequência da operação, a - retalho de rotação medial, b - retalho de avanço lateral, C - pequeno retalho triangular ligado à columela, originalmente suturado à flor nasal. Posteriormente utilizado para preencher o defeito de tecido no corte posterior (9).

Reparação de fendas bilaterais

A reparação de fendas bilaterais requer uma abordagem especial, não apenas a duplicação da operação para fendas unilaterais. Nas fissuras bilaterais, a pré-maxila (campo amarelo na fig. 2, 3) está separada e distorcida da maxila, avançando para a frente. Esta posição afecta o nariz, o filtro, a musculatura, os nervos e os vasos sanguíneos. Por vezes, é apresentada uma pequena faixa de tecido que liga a pré-maxila ao lábio (banda de Simonart). A gravidade da fenda pode variar desde pequenas incisões nos lábios até à separação completa dos tecidos. As primeiras cirurgias (Pierre Franco, 1556, Van Roonhuzze 1661, Dupuytren 1829) propuseram a excisão do segmento da pré-maxila para facilitar a sutura do lábio, mas com resultados esteticamente péssimos. Mais tarde, foram feitos esforços para poupar o máximo de tecido possível. Partes do lábio eram suturadas em conjunto como primeira parte do encerramento do lábio (adesão labial), atualmente utiliza-se a moldagem nasoalveolar (fig. 21).

A utilização de todo o prolábio para criar a parte central do lábio faz parte da técnica de sutura primária. Isto resulta em contração da cicatriz, mas como estas cicatrizes são simétricas, a contração não é percetível.

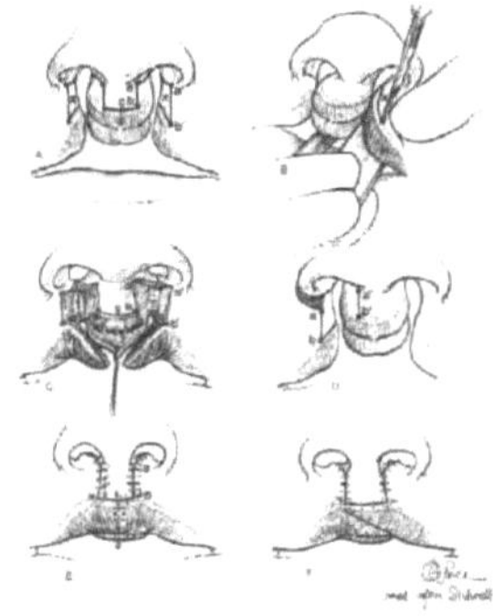

Fig. 30 Fecho em linha reta (Veau III) (18)

O retalho em garfo (Millard) representa outro acesso para a correção bilateral da fenda. Esta operação em duas fases prepara 5 retalhos para criar o lábio superior. Após esta operação, a columela é demasiado curta, pelo que se segue o alongamento columelar.

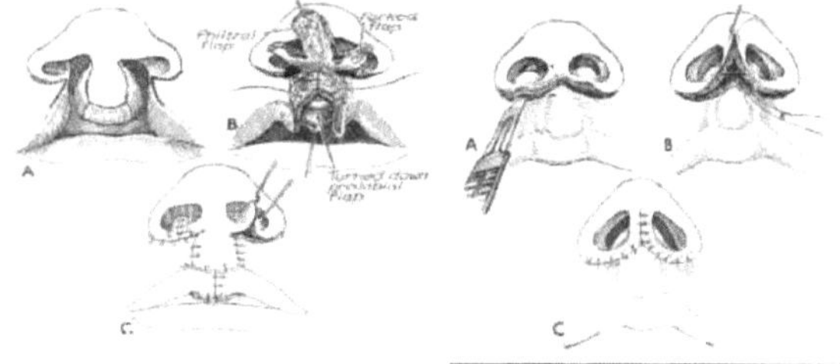

Fig. 31 Reparação da fenda em forquilha de Mil lard. Esquerda: 1st fase da operação. Direita: correção secundária com alongamento da columela (18)

O método de Black (1984) é realizado aos 2 - 3 meses de idade, retalhos curtos de avanço lateral e retalhos de rotação triangular são usados para a reconstrução do assoalho nasal. O sulco labial (às vezes chamado de fórnix, fig.32 - F) é feito por retalhos de avanço do prolábio lateral e retalhos de rotação das margens laterais da fenda.

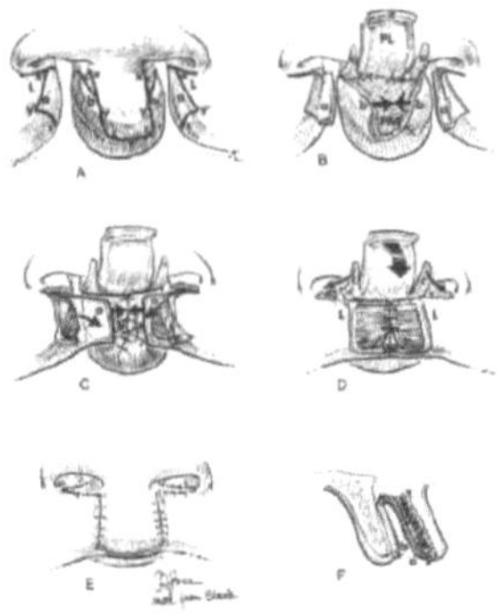

Fig. 32 Técnica do preto (18)

O encerramento cirúrgico do lábio pode ser avaliado através de medidas antropométricas. No Cleft Center em Bratislava, foram efectuados vários estudos para objetivar os procedimentos de cirurgia do lábio superior. Estas medições podem ajudar a compreender o impacto nos doentes e nas suas famílias quando avaliam a simetria dos lábios e do nariz.

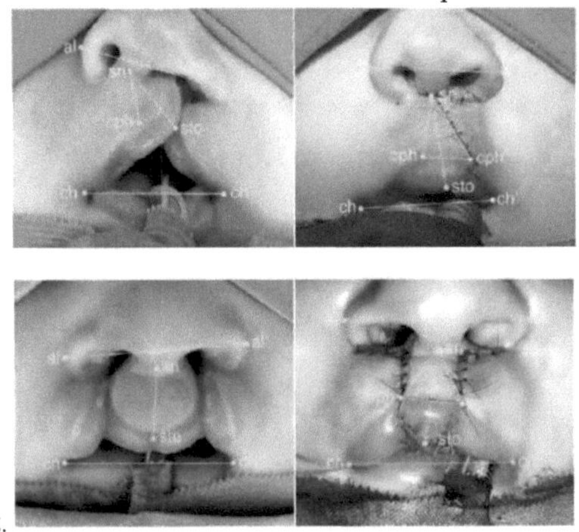

Fig. 33 Medição antropométrica da reparação da fenda labial (19).

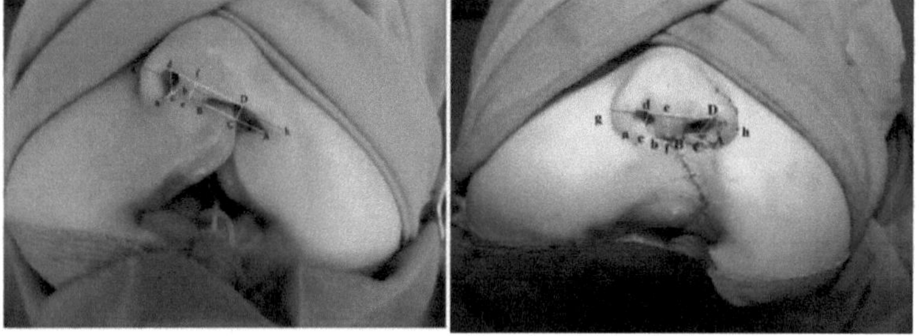

Fig. 34 Medida semelhante para avaliação da simetria do nariz (20). Esquerda: antes da operação, direita: após a reparação do lábio.

Operação do palato

As primeiras tentativas de fechar o palato e de separar a cavidade nasal da boca foram efectuadas com recurso a obturadores - dispositivos ligados aos dentes. O fecho do palato mole foi realizado em 1816 por von Graefe em Berlim. Philibert - Joseph Roux, em Paris, suturou a fenda palatina (denominada estafilorrafia). A uranoplastia foi o primeiro encerramento do palato duro efectuado por John Dieffenbach em 1826. A operação com dois retalhos mucoperiostais foi efectuada por von Langenbeck em 1859 - utilizada atualmente e ainda com o seu nome. A fim de poupar tecido, foi utilizado o princípio de retalhos de tecidos moles em everting.

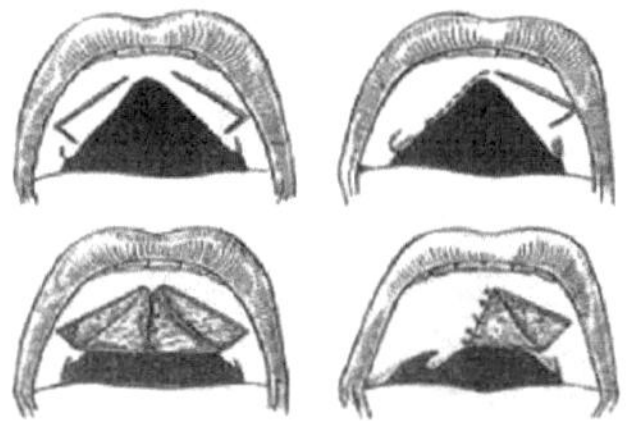

Fig. 35 Abas de eversão (21).

A operação de empurrar para trás concebida por George M. Dorrance tinha a vantagem de alongar o comprimento do palato. Uma incisão em forma de ferradura libertava o palato duro e, através de uma manobra de push-back, o retalho com mucoperiost era retraído distalmente.

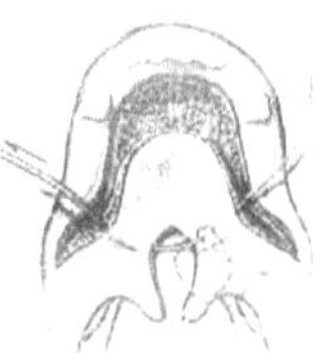

Fig. 36 Funcionamento em ferradura de Dorrance (21)

A veloplastia intravelar foi o próximo avanço na reparação de fendas com reorientação dos músculos elevadores do palato. Este procedimento foi apresentado por Otto Kriens em 1967.

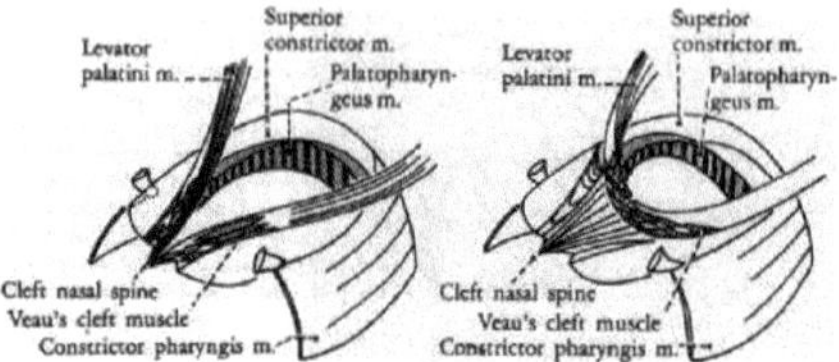

Fig. 37 Otto Kriens (Hamburgo) IVV - veloplastia intravelar (9 de acordo com 21). Palato com fenda no lado esquerdo mostrado com ligações patológicas dos músculos nos bordos dorsal e lateral do palato. No lado direito, palato após veloplastia com reconstrução com sling.

Atualmente, são frequentemente utilizados quatro procedimentos para a reparação do palato: von Langenbeck, Wardill - Kilner, Furlow e Bardach. Estes procedimentos variam na quantidade de fornecimento vascular mantido, na ligadura da artéria palatina maior, na mobilização de tecido e, assim, no alongamento do palato. A indicação de um procedimento concreto deve ser avaliada e o objetivo deve ser declarado.

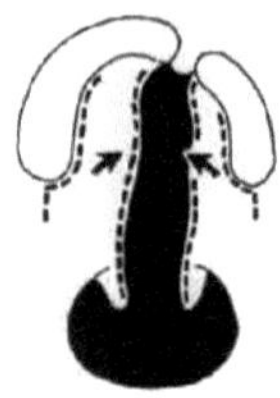

Fig. 38 von Langenbeck (9): retalhos mucoperiosteais, incisões relaxantes perto do bordo da gengiva. Manutenção dos pedículos na parte anterior e posterior ("bridge flaps"). Este procedimento é frequentemente utilizado para fendas palatinas incompletas. Os retalhos têm um bom fornecimento vascular, mas a mobilização dos retalhos é apenas limitada.

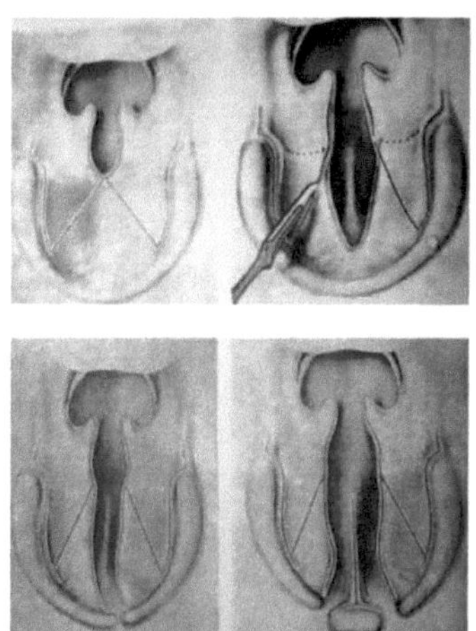

Fig. 39 Wardill - Kilner, 1937 (22): Palatoplastia com retalhos de avanço em V - Y. Esta operação permite uma boa mobilização dos retalhos mucoperiostais, especialmente após o corte da artéria palatina maior[22] e a quebra do processo hamular na placa pterigoide. Pode ser efectuada para todos os tipos de fendas (como três retalhos "V-Y" para fendas palatinas incompletas - em cima, à esquerda, como "W-Y" quatro retalhos para outros tipos de fendas). As condições vasculares são piores, podem ocorrer fístulas.

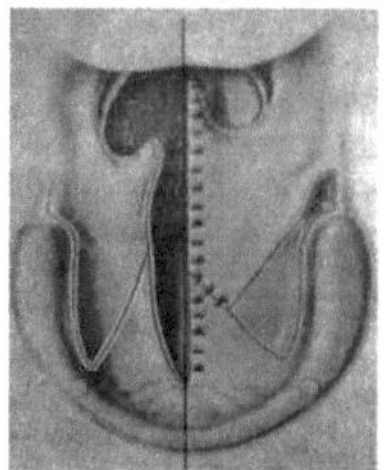

Fig. 40. Avanço medial e alongamento do palato antes da cirurgia e após a palatoplastia (22).

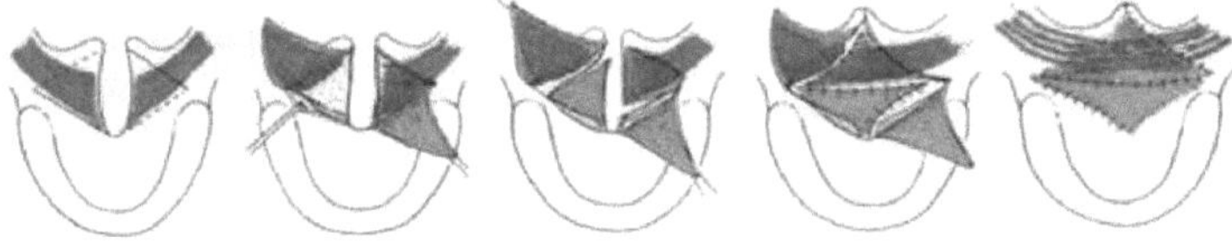

Fig.41 Palatoplastia de Furlow (9): Um procedimento que utiliza uma plastia em Z de dupla oposição. O palato é fechado através de duas Z-plastias, orientação da cicatriz na direção transversal, reconstrução da banda do músculo elevador e alongamento do

palato. Um procedimento de 1978, adequado para fenda palatina incompleta.

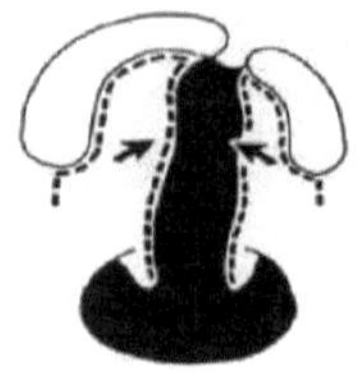

Fig. 42 Palatoplastia de Bardach 1967 (9): Procedimento com dois retalhos mucoperiostais longos, mantendo os pedículos vasculares.

A variedade de procedimentos significa que a evolução destes procedimentos operacionais ainda não terminou.

Historicamente, o procedimento Wardill - Kilner era dominante. No Cleft Center de Bratislava, 147 pacientes com fenda palatina (FP) foram tratados entre 1.1.2000 e 31.13.2009. (Excluindo pacientes com FL, FL e P e pacientes com doenças associadas). Os procedimentos utilizados para a reparação do palato foram:

Número do doente	147			
Género	70 homens		77 mulheres	
Fenda	20 PC	50 I-CP	25 PC	52 I-CP
OPERAÇÕES:				
TIPO	WK	FW	BAR	LANG
NÚMERO	116	12	6	13

Tab.5 Doente com fenda palatina, avaliação retrospetiva das operações efectuadas em 10 anos de estudo (de 1.1.2000 a 31.12.2009).

147 pacientes operados, 70 homens e 77 mulheres. PC - fenda palatina (Nr. 7,8,9 no Y de Kernahan), I-CP - fenda palatina incompleta (Nr. 9 ou 8,9 no Y de Kernahan).

Tipos de operações: WK (Wardill-Kilner):116, FW (Furlow): 12, BAR (Bardach):6, LANG (von Langenbeck):

O número de procedimentos WK dominava no passado, mas recentemente as operações LANG e FW são mais frequentes. A WK continua a ser o tipo de operação mais efectuado.

Professor Sommerlad, Reino Unido

Brian C. Sommerlad trabalha como cirurgião plástico em Londres e Essex. É um cirurgião de fendas entusiasta e produziu vários DVD educativos. O seu procedimento consiste em utilizar um microscópio operatório para reparar o palato com uma dissecção mínima do palato duro, mas com um retroposicionamento radical dos músculos do palato mole. O seu objetivo é fechar a fenda até aos 6th meses de vida da criança. Em 2003, relatou mais de 400 doentes com 10 anos de seguimento.

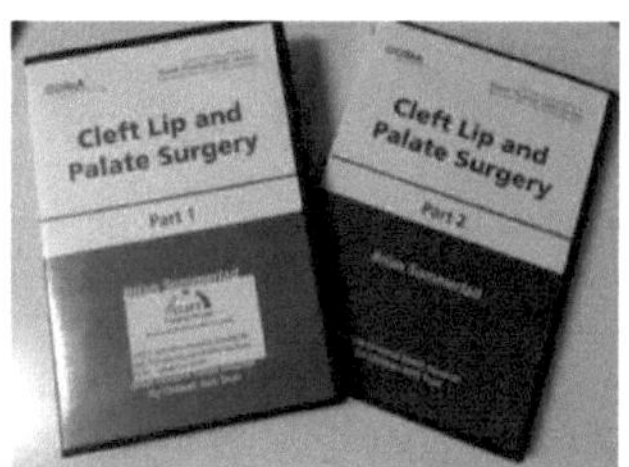

Fig. 43 DVD didático do Prof. Sommerlad.

Enxerto ósseo dentoalveolar

As fissuras na zona alveolar podem deixar uma lacuna na arcada alveolar. O enxerto ósseo dentoalveolar é então o nome de um procedimento utilizado para a reconstrução da arcada. A área dadora é maioritariamente a crista ilíaca e o osso é subsequentemente transposto para o defeito (para mais informações, consulte: Alveolar Bone Grafting in Cleft Patients, LAP LAMBWERT Academic Publishing).

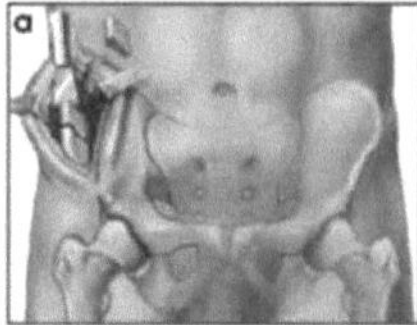

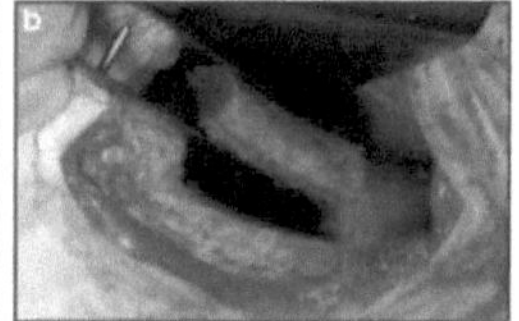

Fig. 44 Colheita de osso (23). A - crista ilíaca direita preparada para enxerto ósseo, B - processo de colheita de osso

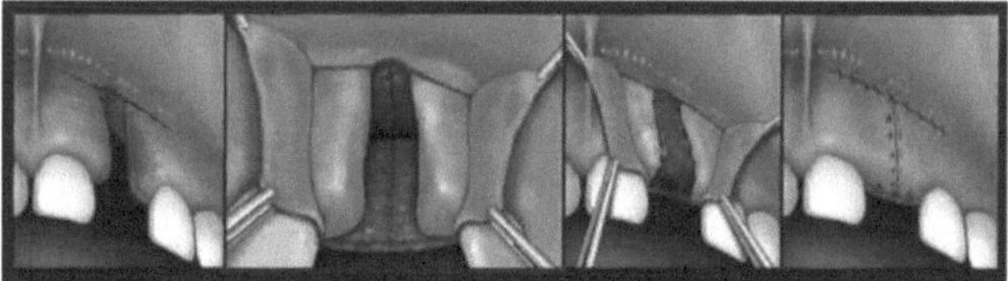

Fig. 45 Enxerto ósseo dentoalveolar (24)

Retalhos faríngeos

Estes retalhos são indicados em caso de incapacidade de articular e falar corretamente devido a uma disfunção velofaríngea. Este estado é uma complicação pós-operatória após a palatoplastia (ver capítulo seguinte: Tratamento operatório da insuficiência velofaríngea).

Outras operações

Os doentes são avaliados num centro de fissuras após o encerramento primário do lábio e do palato. Operações como correção da deformidade do nariz mole, correção do palato mole ou osteotomia nasal são indicadas por uma equipa multidisciplinar.

Capítulo 5

Complicações e suas soluções

E se algo correr mal?

Cada operação deve ser considerada como um procedimento com grande impacto no corpo humano. Como tal, as operações estão carregadas com o risco de complicações. Para reduzir o risco, é necessário um exame meticuloso e a indicação correta do tipo adequado de procedimentos cirúrgicos. Apesar de todos os cuidados, as complicações estão sempre presentes.

Os lábios podem apresentar cicatriz firme, discrepâncias na continuidade muscular, arco de Cupido, vermelhão, contorno do filtro, assimetria do nariz, colapso da asa alar, deformidade do septo nasal. Estas complicações causam problemas estéticos aos seus portadores. Mesmo uma assimetria de 1 mm no contorno dos lábios pode ser visível na distância de comunicação e chamar a atenção dos interlocutores.

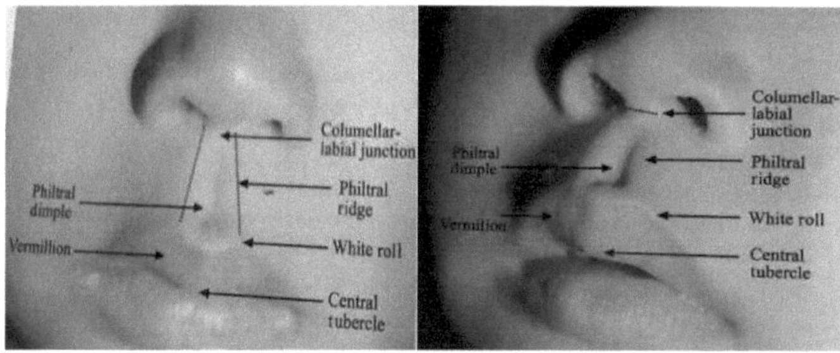

Fig. 46 Anatomia normal do lábio e do nariz, terminologia (9) - O objetivo a alcançar.

O palato tem uma função importante na fala e na ingestão de alimentos. Duas complicações graves podem ocorrer: formação de fístula (comunicação entre a boca e as fossas nasais) e inadequação velofaríngea - VPI (disfunção do palato mole).

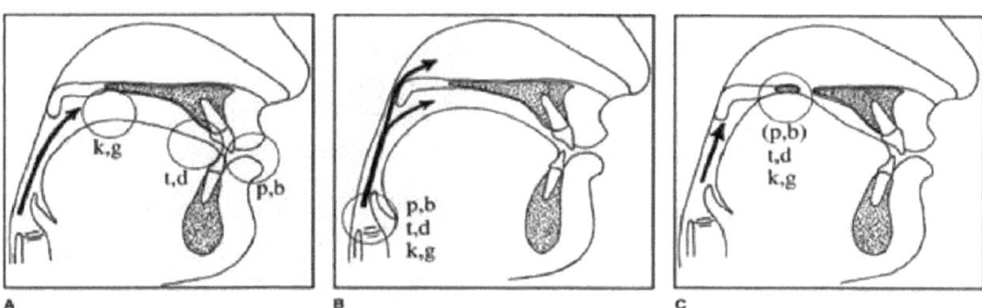

Fig. 47 Complicações na fenda palatina (9)

A - articulação normal, B - articulação glótica compensatória devido a VPI, C - articulação retraída dos sons t, d e por vezes dos sons p e b causada por fístula do palato duro.

A presença de fístula ou IPV nem sempre é uma indicação para uma solução operatória.

As fístulas são diagnosticadas maioritariamente por exame intra-oral, podendo ocorrer regurgitação (fuga nasal) de fluidos e de partes de alimentos e, por vezes, mesmo uma pequena fístula pode ter um efeito adverso na competência velofaríngea. As fístulas pequenas, em geral, não causam problemas porque o fluxo de ar na cavidade oral é horizontal à abertura (fístula assintomática). Por vezes, o fecho compensatório da fístula com a língua pode camuflar a presença da fístula.

A insuficiência velofaríngea é diagnosticada pela avaliação da válvula velofaríngea. Estão disponíveis várias modalidades. A avaliação pelo terapeuta da fala é essencial (avaliação perceptiva: teste do espelho, See Escape, avaliação estetoscópica).

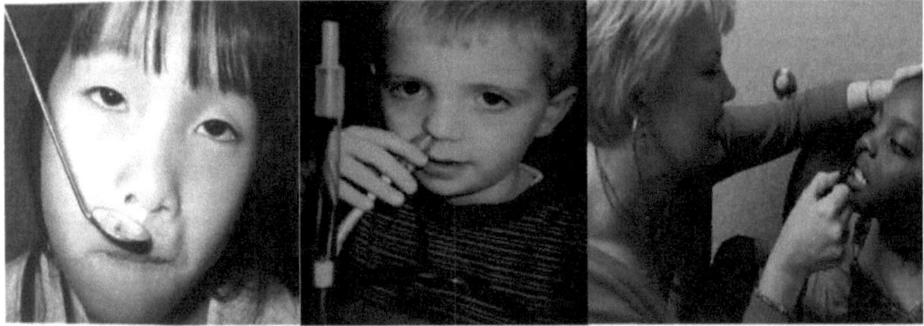

Fig. 48 à esquerda: teste do espelho, no meio: See Escape, direita: avaliação com estetoscópio (9)

De seguida, pode seguir-se a avaliação instrumental (nasendoscopia, avaliação fluoroscópica da fala, radiografia, ressonância magnética e outros).

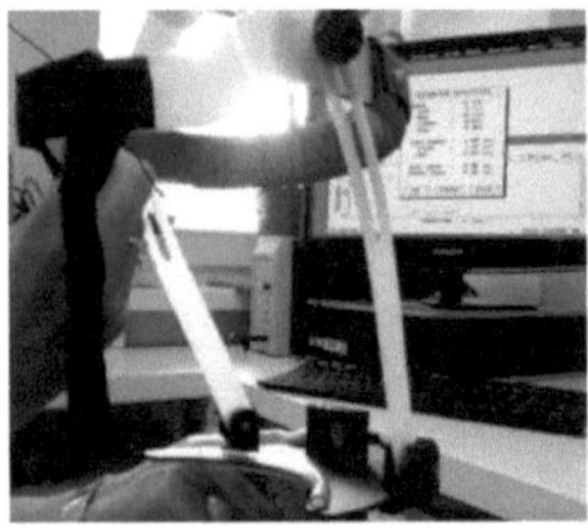

Fig.49 Nasómetro

Um dispositivo é colocado na cabeça do paciente como um capacete. Serve para avaliar a saída de ar durante a produção da fala. Os microfones são colocados na parte superior (visível na fotografia) e na parte inferior (escondida sob a lamela de separação) do nasómetro. A lamela separa o nariz da boca, permitindo assim a avaliação da saída de ar nasal e da emissão bucal. O software está programado para a língua eslovaca (diferença de articulação entre as línguas).

Formação de fístulas

A fístula é "um buraco no palato" - uma comunicação entre o nariz e a boca (ONC, comunicação oral-nasal) ou o vestíbulo (uma parte do palato no espaço entre o lábio e as gengivas) (VNC, comunicação vestíbulo-nasal). As fístulas são o resultado de uma necrose na área do palato suturado. As razões são: sutura sob tensão, fornecimento vascular inadequado dos retalhos mucoperiostais, infeção, formação de hematoma no "espaço morto" (uma cavidade criada durante a palatoplastia), quando as camadas (mucosa nasal, osso do palato, periósteo, mucosa oral) não podem assentar umas nas outras, traumatismo do palato (por exemplo, uma queda com uma colher na boca). A gravidade da fístula depende da sua localização e do seu diâmetro. Como resultado das fístulas, surge uma regurgitação de alimentos e líquidos para a cavidade nasal e uma fuga de ar (causando distorção da fala e perda de audição). Em geral, as fístulas são difíceis de reparar. A incidência de fístulas relatada na literatura varia de 0% a 76%[9] . Essa disparidade se deve às diferentes formas de avaliação dos resultados pós-operatórios. A vigilância a longo prazo é importante, mas nem sempre está disponível. A classificação das fístulas é apresentada na fig. 50.

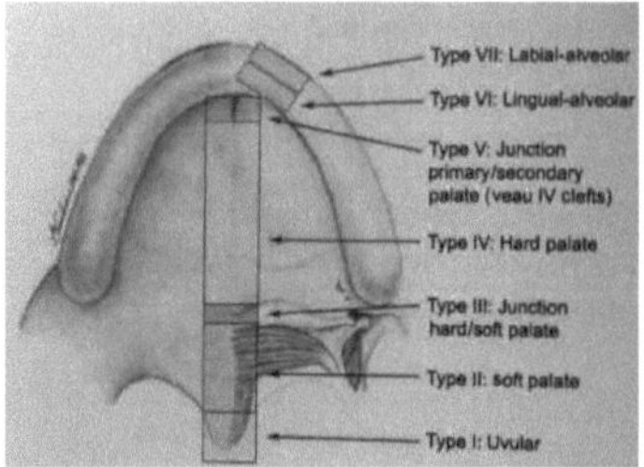

Fig. 50 O sistema de classificação de fístulas de Pittsburgh 2007 (9)

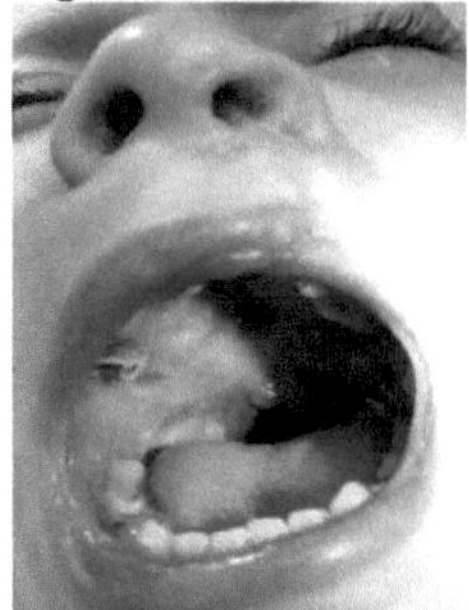

Fig. 51 ONC , comunicação oral-nasal em palato duro. Úvulas parcialmente bífidas. Pittsburgh IV: palato duro

Tratamento das fístulas

As fístulas podem ser tratadas por métodos não cirúrgicos (obturadores palatinos - dispositivos ligados aos dentes que fecham o defeito no palato), mas as técnicas cirúrgicas são preferidas pelo seu efeito duradouro. Não existe um procedimento cirúrgico único para todos os tipos de fístulas. Os diferentes métodos começam com o encerramento simples após a mobilização do mucoperiósteo, continuando com retalhos do palato, retalhos do tecido regional e terminando com retalhos pediculados distantes e retalhos livres. Considera-se a posição da fístula e o seu diâmetro, a presença de cicatriz, outras operações planeadas (enxerto ósseo dentoalveolar, retalho faríngeo).

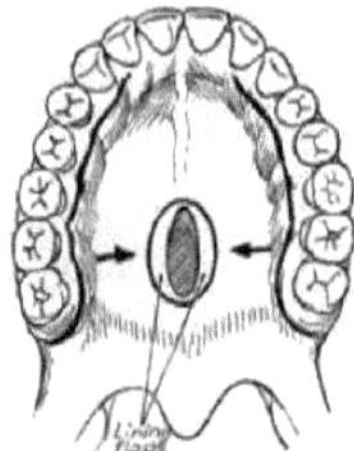

Fig. 52 Encerramento simples da fístula, são utilizadas incisões de relaxamento para mobilização do mucoperiósteo (9)

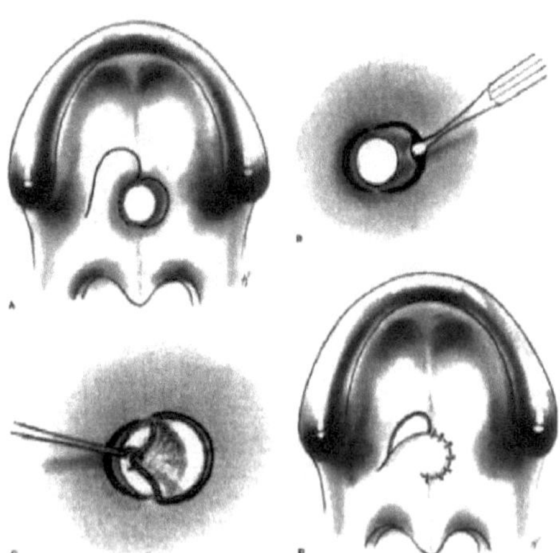

Fig. 53 Retalho de transposição. A - desenho do retalho. B, C - retalho de transposição para fecho da camada nasal. D - reparação final (9)

São utilizados retalhos de tecido regional da bochecha, língua ou gengiva.

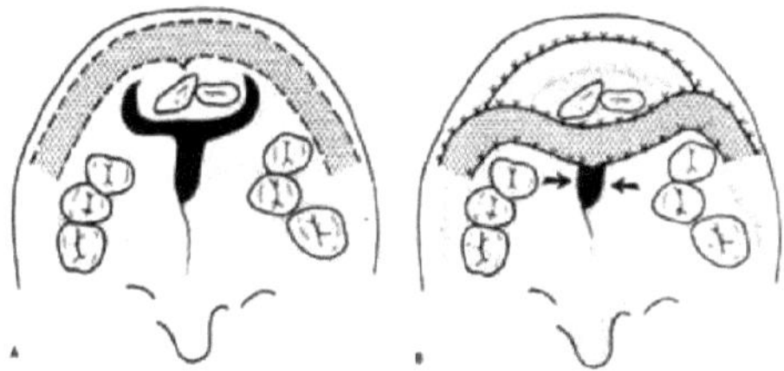

Fig. 54 Retalho bipediculado do sulco bucal labial (9)

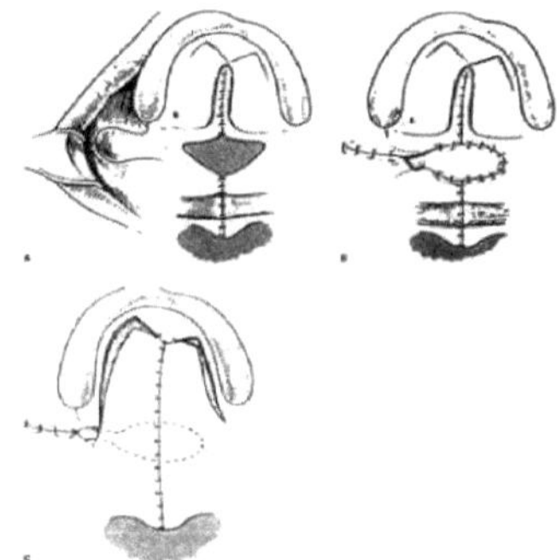

Fig. 55 Retalho muconasal bucal. A - desenho do retalho, B - retalho de viragem, C - fecho da camada oral (9)

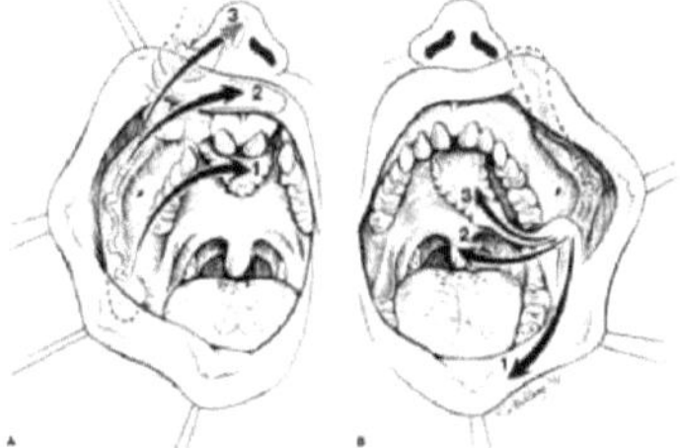

Fig. 56 Aba FAMM (9)

O retalho musculomuconasal da artéria facial (FAMM) surge da mucosa da bochecha, inclui uma porção do músculo bucinador e da artéria facial permitindo a cobertura de fístulas no nariz (1), arco dentoalveolar (2) ou palato duro (3) como um retalho de base superior (A). Este retalho pode ser elevado como um retalho de base posterior - B, atingindo o palato (3), a úvula (2) ou a parte anterior da mandíbula. O retalho pode ser usado como um retalho de duas fases com divisão do pedículo após

2 semanas, mantendo o tecido cicatrizado in situ. 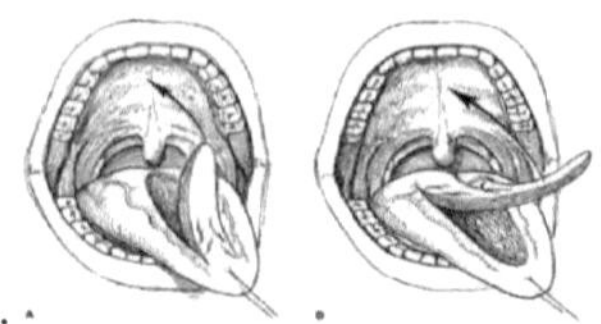

Fig. 57 Retalho da língua (9) A - base anterior, B - base posterior

Os retalhos pediculares distantes têm apenas um interesse histórico. Os retalhos livres são utilizados principalmente após a ressecção oncológica na boca (retalho livre do antebraço radial).

Inadequação velofaríngea (IPV)

A válvula velofaríngea é composta por tecidos moles: palato mole (chamado velum), parede dorsal da faringe, paredes laterais da faringe - daí se deduz o termo velo-faríngeo. Esta válvula serve para separar as cavidades nasal e oral na fala e na deglutição. A produção da fala é adequada em 80% dos pacientes após palatoplastia, 15% necessitam de terapia fonoaudiológica, mas 5% necessitam de procedimentos operatórios[25] . Os pacientes com IPV podem apresentar hipernasalidade, emissões nasais ou caretas faciais.

Três termos diferentes são usados na literatura para a IPV. Incompetência velofaríngea (disfunção da musculatura do palato mole), insuficiência velofaríngea (insuficiência dos tecidos) e inadequação velofaríngea (combinação de incompetência e insuficiência). Estes termos são frequentemente utilizados como sinónimos.

A fala é iniciada pelo fluxo de ar dos pulmões, os sons são produzidos pela glote, o véu fechado distribui o ar para a cavidade bucal (produção de consoantes), a energia sonora é necessária para a produção de algumas consoantes e vogais. A válvula velofaríngea deve ser aberta para a produção dos sons nasais (m,n,ng). A fala conectada requer um movimento rápido e eficiente do véu palatino e das paredes da faringe[9] .

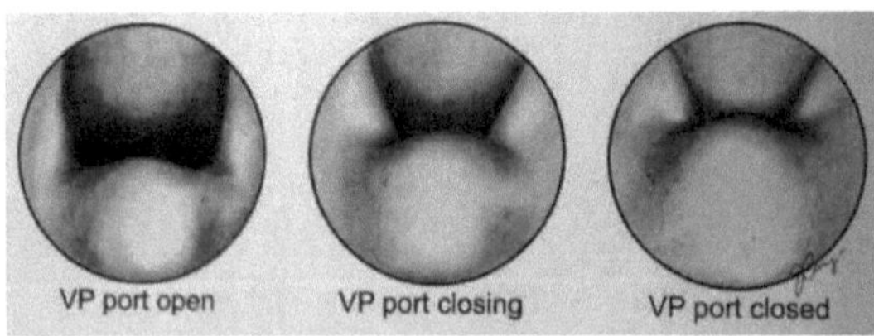

Fig. 58 Mecanismo de fecho da velofaringe (9)

Velum - o palato mole é elevado e, juntamente com o movimento da parede lateral, obtém-se um fecho semelhante a um esfíncter. A parede posterior da faringe contribui com uma proeminente protuberância na direção anterior (referida como crista de Passavant)[3]

A válvula velofaríngea também é importante para a ressonância (o equilíbrio da energia sonora nas cavidades do trato vocal) e para a articulação (produção do som da fala - o fecho da cavidade oral com a língua, os dentes e os lábios criam pressão de ar intra-oral). A libertação gradual de ar resulta na produção de fonemas sensíveis à pressão: (plosivas (p, b, t, d, k, g), fricativas (f, v, s, z, sh, zh) e africadas (ch, j))3.

Terapia conservadora de VPI

Num pequeno número de casos, a IPV pode ser tratada através da utilização de próteses. Os elevadores do palato são adequados para doentes com uma quantidade adequada de tecido, mas com uma coordenação deficiente. Os bulbos de fala são aparelhos para obturar o espaço entre o palato mole e a parede posterior da faringe.

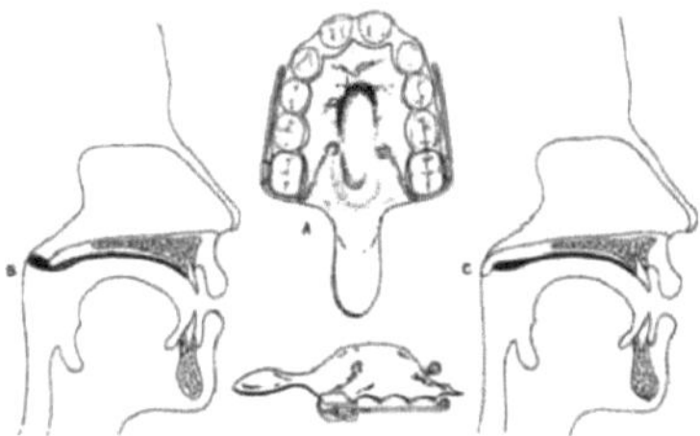

Fig. 59 Próteses na terapia VPI (). A - A forma dos dispositivos, B - bolbo da fala/obturador, C - elevador palatino

Tratamento operatório da insuficiência velofaríngea

Na maioria dos casos, os doentes após palatoplastia sofrem de palato "demasiado curto". O algoritmo para o tratamento da inadequação velofaríngea baseia-se no estado de disfunção do porto velofaríngeo.

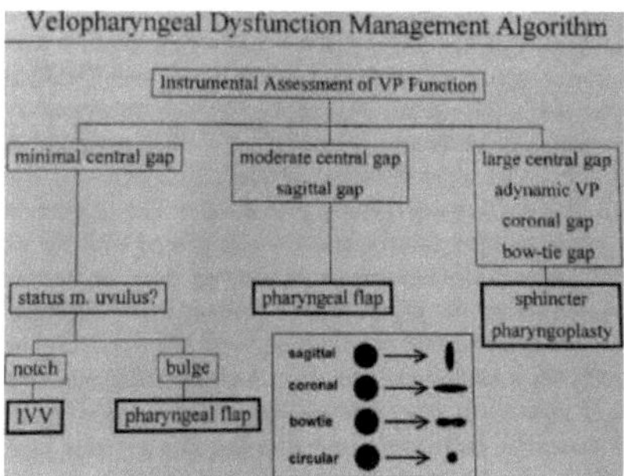

Fig. 60 O algoritmo para avaliação do VPI (9)

Gustav Passavant foi o primeiro cirurgião a tentar corrigir a IPV através da sutura do bordo posterior do palato mole à parede posterior da faringe. O retalho faríngeo permite a obturação parcial da porção central da porta velofaríngea com retalho da parede dorsal da faringe, deixando duas portas laterais abertas para o fluxo de ar durante a respiração. Este procedimento facilita o fecho da válvula velofaríngea e melhora a fala.

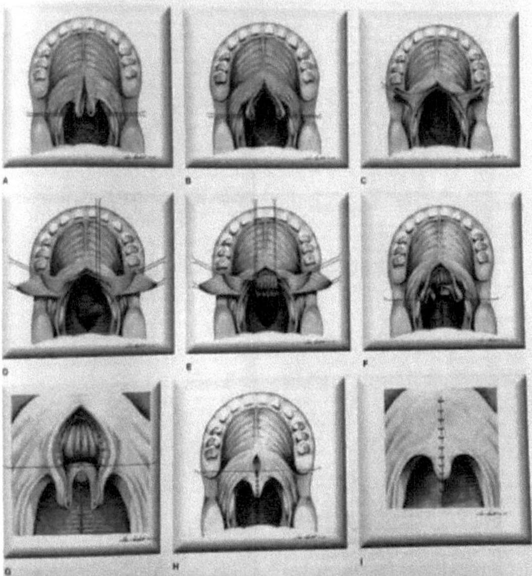

Fig. 61 Retalho faríngeo (9)

A faringoplastia do esfíncter é outro tipo de operação, adequada para pacientes com boa elevação velar, mas com pouco movimento da parede lateral. O fluxo de ar é reduzido através do estreitamento do orifício velofaríngeo central.

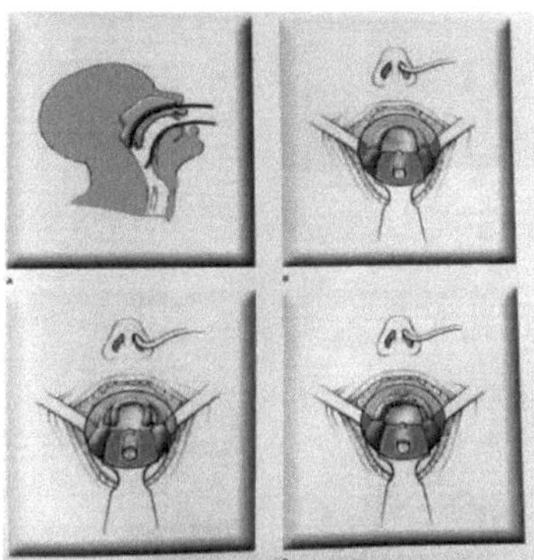

Fig. 62 Faringoplastia com esfíncter (9)

Capítulo 6

Perspetiva e futuro

Porquê praticar a cirurgia da fenda?

As fissuras são malformações congénitas e, para o seu tratamento, o cirurgião plástico está agora numa nova posição. A presença de malformação e a necessidade de cooperação com outros especialistas (ver mais: Multidisciplinary approach to management of Cleft Lip and Palate, LAP LAMBERT Academic Publishing, Multidisciplinary Team Approach to Cleft Lip and Palate, LAP LAMBERT Academic Publishing) leva a uma melhor compreensão de outros campos da medicina, à humildade perante as forças da natureza, à empatia para com os doentes e os pais. O refinamento da habilidade do cirurgião é exigido pela deliciosa qualidade do tecido.

O mundo atual está orientado principalmente para os valores materiais e muitos cirurgiões plásticos estão transformados em "homens da botulotoxina/ácido hialurónico - enchimento". Entrar na área da cirurgia da fenda traz a satisfação, após cada operação, de saber que se fez algo de bom. A alegria dos pais ao verem o seu bebé depois da reparação da fenda, a sua confiança nas capacidades do cirurgião representam o verdadeiro valor da medicina.

Os cuidados com a fenda são também um tema de missões e investigação internacionais. Os geneticistas estão a trabalhar na revelação dos genes responsáveis pela formação da fenda, foram identificadas muitas expressões genéticas, mas a etiologia ainda não é clara. Há ainda muito trabalho a fazer.

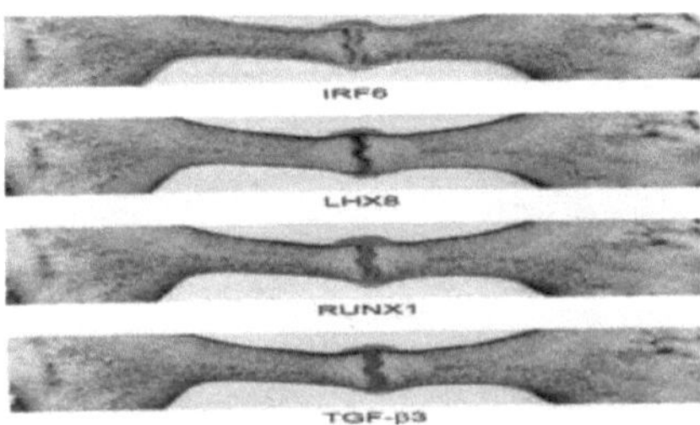

Fig. 63 Padrões de expressão de genes em embriões de ratinho responsáveis pela fusão palatal (9)

Referências

1 Mooney MP: Classification of Orofacial Clefting. In: Losee JE, Kirschner RE: Comprehensive Cleft Care. McGraw-Hill Companies inc, Estados Unidos, 2009

2 Fedeles J Jr, Ziak P, Krizko M, Payer J Jr, Bohac M, Palencar D, Hulin I Jr, Fedeles J: Prevalência de fendas labiais e palatinas na Eslováquia ocidental nos anos 2001-2007, Bratisl Lek Listy 2012; 113 (2):117-119

3 Vokurkova J: Vrozene vady obliceje a krk. In: Vesely J: Plasticka Chirurgie pro lekarske fakulty a postgradualni vychovu. Tisk centrum s.r.o., Brno, 2007

4 Kapeller K, Pospisilova V: Embryologia cloveka. Vydavatel'stvo Osveta, spol.sro., Martin, 2001, pp219-238

5 Sadler TW: Langman's Medical Ebryology, 12th edition. Lippincott Williams & Williams, uma empresa Wolters

Kluwer business, Baltimore, Filadélfia, Estados Unidos, 2012

6 https://plasticsurgeryak.com/cleft-lip-and-palate/

7 http://dysphagiaandcleftpalate.weebly.com/anatomy--physiology.html

8 http://teresasearcy.blogspot.sk/2010/01/memory-lane-2006-mayo-clinic-plastic.html

9 Losee JE, Kirschner RE: Comprehensive cleft care. McGraw-Hill Companies inc, Estados Unidos, 2009

10 McCarthy JG: Plastic surgery. Volume 4 Cleft lip & palate and craniofacial anomalies, W. B.

Saunders Company, Filadélfia, EUA, 1990

11 Stein REK, Riessman CK: O desenvolvimento de uma escala de impacto na família: Preliminary findings. Medical Care 1980; 18(4): 465-471

12 Macho P, Bohac M, Fedeles J Jr, Fekiacova D, Fedeles J Sr: Impacto da fenda labial e/ou palatina em crianças na qualidade de vida da família antes e depois da cirurgia reconstrutiva, Bratisl Med J 2017; 118(6), 371 - 374

13 http://www.motheringfromtheheart.com/catalog/13.html

14 http://www.cleftline.org/wp-content/uploads/2012/03/FDG-01.pdf

15 http://www.rozstepy.sk/?section=organizatori

16 https://www.childrensmn.org/services/care-specialties-departments/cleft-craniofacial- program/conditions-and-services/cleft-lip/

17 Millard DR Jr.: Fenda artesanal: A evolução da sua cirurgia - Volume I: A deformidade unilateral. Little,Brown and Company, Boston, 1976

18 McCarthy JG, May JW, Littler JW: Cirurgia Plástica, Volume 4. Fenda labial e palatina e anomalias craniofaciais. W.B. Saunders Company, Filadélfia, 1990

19 Ziak P: Vypracovanie standardnych kriterii hodnotenia stavu hornej pery po operäciäch räzstepov primärneho podnebia. Dizertacnä präca, Univerzita Komenskeho v Bratislave, 2012

20 Fedeles J Jr.: Casovä vhodnost' a sposob korekcnych operäcii nosa u räzstepovych pacientov. Dissertação de Mestrado, Universidade Católica de Bratislava, 2011

21 Millard DR Jr.: Fissura de lábio: A evolução da sua cirurgia - Volume III: Deformidades alveolares e palatinas. Little, Brown and Company, Boston, 1980

22 Demjen S: Cirurgia da fenda palatina. Palatoplastia em V/W-Y modificada. Editora Osveta, Bratislava, 1979

23 http://monardo.info/iliac-crest.aspx#

24 https://www.google.sk/search?biw=1366&bih=605&tbm=isch&sa=1&q=bone+grafting+to+cleft+alve olus&oq=bone+grafting+to+cleft+alveolus&gs l=psy-ab.3...167199.178608.0.179355.49.34.4.0.0.0.328.3129.22i8i0i1.31.0....0...1.1.64.psv-ab...22.0.0....0.MZVourg5ZLU#imgrc=EFbAzOBrQ8ZyNM:

25 Fedeles J Jr.: Räzstepy. In: Breza J, Harustiak S, Kothaj P, Pechan J, Vajo J, Siman J: Principy chirurgie IV. SAP - Imprensa Académica Eslovaca, Bratislava, 2015

Literatura recomendada

LAP LAMBERT Academic Publishing:

Fenda labial e palatina - Uma perspetiva do ortodontista - ISBN- 13: 978-3-659-90740-1

Fenda labial e palatina - ISBN- 13: 978-3-659-62775-0

Fenda labial e palatina - ISBN- 13: 978-3-659-87099-6

Fenda palatina - uma visão geral - ISBN- 13: 978-3-659-41595-1

Feeding In Cleft Lip and Cleft Palate Infants - ISBN- 13: 978-3-659-38212-3

Fenda labial e palatina em dois hospitais do distrito de Kisoro, Uganda - ISBN-13:978-3-659-38586-5

Reparação da fenda palatina: Conceitos actuais - ISBN- 13:987-3-659-89770-2

Enxerto ósseo alveolar em pacientes com fissura - ISBN- 13: 978-3-659-54530-6

Crescimento em indivíduos com fissura labiopalatina (Mystery of cleft lip and palate growth) - ISBN- 13:978-3-659-17990-7

Nasoalveolar Moulding in Cleft lip and Palate children - ISBN- 13:978-3-659-36020-6

Modalidades de tratamento da fenda labial e palatina congénita - ISBN- 13:978-3-659-89713-9

Prevalence of dental caries among cleft lip and palate children (Higiene oral em crianças com fenda labial e palatina) - ISBN- 13:978-3-8484-9790-4

Multidisciplinary approach to management of Cleft Lip and Palate - ISBN- 13: 978-3-659-3223-3

Psychosocial adjustment in children and adolescents with a cleft (Exploring risk and protective factors) - ISBN- 13:978-38433-5797-5

Multidisciplinary Team Approach to Cleft Lip and Palate Management - ISBN-13:978-3-659-52071-6

Losee, Kirschner: Cuidados abrangentes com fissuras

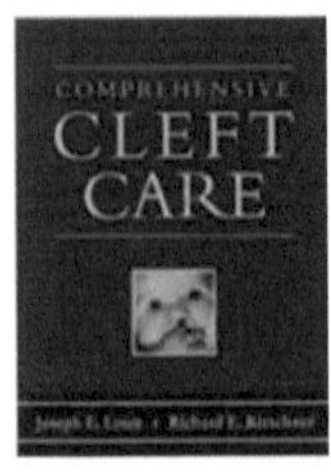

Millard: Ofício de fenda I - III.

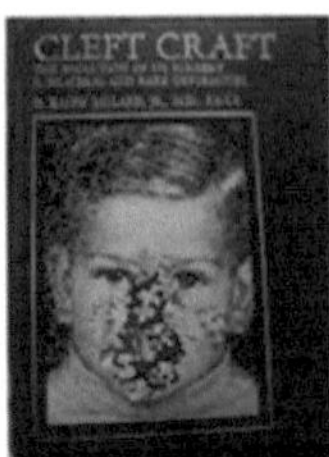

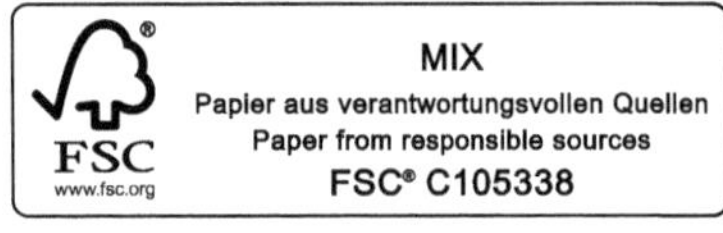

Printed by Books on Demand GmbH, Norderstedt / Germany